·大国医经典医案赏析系列·

曹颖甫

经典医案赏析

总主编　李家庚
主　编　刘松林　洪亨惠

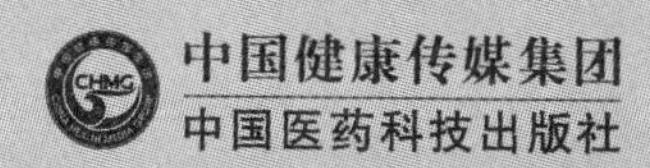

内容提要

曹颖甫，名家达，字颖甫，号鹏南，晚署拙巢老人，江苏江阴人。《经方实验录》是曹颖甫长期临床效验的缩影和精华荟萃，由门人姜佐景整理，佐以解说，分上中下三卷，上、中卷以证论治，下卷以病论治，详细阐述了师生二人数十年运用经方治疗疾病的经验。

本书以1979年版上海科学技术出版社《经方实验录》为底本，旁参民国二十六年姜佐景医庐铅印本《经方实验录》，筛选其中92个案例（含附录门人案例）进行了赏析，来探讨曹氏诊疗疾病的思路与经验、处方用药的体会，借以提高临床疗效。可供中医师、临床医师及中医爱好者参考学习使用。

图书在版编目（CIP）数据

曹颖甫经典医案赏析/刘松林，洪亨惠主编．—北京：中国医药科技出版社，2015.3

（大国医经典医案赏析系列）

ISBN 978－7－5067－7183－2

Ⅰ.①曹…　Ⅱ.①刘…　Ⅲ.①医案－汇编－中国－清代　Ⅳ.①R249.49

中国版本图书馆CIP数据核字（2014）第281437号

美术编辑　陈君杞
版式设计　郭小平

出版　**中国健康传媒集团**｜中国医药科技出版社
地址　北京市海淀区文慧园北路甲22号
邮编　100082
电话　发行：010－62227427　邮购：010－62236938
网址　www.cmstp.com
规格　710×1020mm 1/16
印张　11 3/4
字数　148千字
版次　2015年3月第1版
印次　2023年3月第5次印刷
印刷　三河市航远印刷有限公司
经销　全国各地新华书店
书号　ISBN 978－7－5067－7183－2
定价　28.00元

获取新书信息、投稿、为图书纠错，请扫码联系我们。

《大国医经典医案赏析系列》

编 委 会

《曹颖甫经典医案赏析》

编 委 会

主　编　刘松林　洪亨惠

副主编　冯　毅　樊　讯　陶春晖　梅　杰

毕晓菊

编　委　（按姓氏笔画排序）

王明洲　邢　颖　陈　雨　岳滢滢

周丽华　胡　轶　胡凤林　洪华章

蒋跃文　詹　敏

前　言

医案，古时称为诊籍、脉案及方案，现在亦称为病案、案典。医案是中医临床实践的记录，体现了理法方药的具体运用。中医医案起源极早，其萌芽可追溯到周代，《左传》及先秦诸子著作中亦散在记载关于医家诊治疾病的过程，可视为医案之雏形。现存最早且记录比较完整的病案为淳于意的诊籍，每则载有患者姓氏、住址、职务、病名、脉象、治法及预后等内容，涉及内、外、伤、妇、儿各科病证，诊法以脉为主，兼有病机分析，治法有药物、针刺、熏洗等，用药或汤或丸或酒。秦汉以降，医学崇尚方书，直至隋唐五代，医案未能取得突破性发展。宋金元时期为医案空前发展的阶段，宋代许叔微的《伤寒九十论》，是我国现存最早的医案专著。该书将常见的伤寒病证方分为90种，每证一案。立案严谨，内容全面完整，且以《内经》、《难经》、《伤寒论》等经典著作为依据，对医案加以剖析，颇有启发。然纵览许多名家医案，其并非简单的诊疗纪实，也不同于一般的病历记录，而是取材于大量病案中的验案总结，蕴涵着医家心法和创意，反映了医家临床经验和学术特点，启迪思维，给人以智慧。因此，医案不仅是医学发展的奠基石，也是中医理论形成的最基本元素。

大国医是指在中医药历史发展过程中，具有较大声望和非凡中医造诣，对中医药事业发展具有推动作用的著名中医。《大国医经典医案赏析系列》，收集明清及民国时期著名中医医家如喻嘉言、尤在泾、叶天士、吴鞠通、程杏轩、王旭高、费伯雄、陈莲舫、张聿青、丁甘仁、张锡纯、曹颖甫、章次公等的经典医案，这13位医家均为当时名噪一时，并对后世影响深远的中医大家。丛书以各医家医案为分册，以临床各科常见疑难病为主题，内容涉及内、外、妇、儿等临床各科，选录医家具有较高临床价值的病案进行分析、辨别、评按。

总的编写原则：依据医家原病案体例，始录该医家原始病案，后对该病案进行赏析，重点揭示案例之精要，指明名医独特之学术思想、知常达变之诊治技巧和用药特色。力求使整个内容突出科学性、先进性、实用性，更进一步贴合临床。

是书由湖北中医药大学李家庚教授担任总主编，各分册主编聘请湖北中医药大学、湖北省中医院、武汉市中医院、华中科技大学协和医院、武汉大学人民医院、江汉大学、湖北省高等中医药专科学校等单位的知名中医药专家领衔。几经寒暑，焚膏继晷，数易其稿，终得完功。然因时间仓促，编者学识有限，古今语言差距，理解角度有别，难免挂一漏万，或有未合之处，尚祈学者不吝赐教，以便再版时修改。

大国医经典医案赏析系列编委会

2014 年 9 月 24 日于武昌

编者的话

曹颖甫（1868～1937年），名家达，又字尹孚，号鹏南，晚署拙巢子、拙巢老人，江苏江阴人，近代著名的中医医家、中医教育家、仲景学说近代理论家和汉文学学者。著有《伤寒发微》《金匮发微》《经方实验录》等。他的著作是研究仲景学说的珍贵资料，对研究《伤寒杂病论》及中医学事业的发展起着重要的推动作用。其学生中有诸如章次公、秦伯未、姜佐景、程门雪、任应秋、王一仁、丁济万、许半龙、杨志一等，均是中医界的栋梁之材。《经方实验录》是曹氏长期临床效验的缩影和精华荟萃。《经方实验录》由门人姜佐景整理，佐以解说，分上中下三卷，上、中卷以证论治，下卷以病论治，共计100案，内有16案标明为附列门人医案，详细阐述了师生二人数十年运用经方治疗疾病的经验。《经方实验录》每则病案均依经方为经、实验为纬、理论为纹，经方主要讨论配伍与医疗作用，实验详细介绍治疗过程及其相关的病案，理论则结合经典来补充、完善临证时的治疗原则。为了更好地发掘、传承祖国医学遗产，探讨名医诊疗疾病的思路与经验、处方用药的体会，以提高临床疗效，特编写《曹颖甫经典医案赏析》一书。

本书以1979年版上海科学技术出版社《经方实验录》为底本，旁参民国二十六年姜佐景医庐铅印本《经方实验录》，筛选其中92个案例（含附录门人案例）进行了赏析。选案以《经方实验录》原顺序排列；原书中系繁体字，今一律改为规范简体字；通假字或异体字，或径改，或保留，不另外出注；原书系竖排本，现易为横排本，依照惯例，书中的“右”或“左”，一律改为“上”或“下”字。为保持医案原貌，原著中药名、处方及用量均保持不变。本书在编写过程中为避繁冗，删除了部分内容，如卷首诸题词、他人题序、本书读者评语、医圣张仲景赞、致谢等。赏析部分力求言简意赅，条理清晰，深刻阐明医案精神，充分反映曹公学术思想，高度概括曹公临证经验。

本书可供临床中医师及学习研究中医者参考，由于编者的水平有限，加之时间仓促，本书中错误和不妥之处在所难免。恳请同道专家学者及广大读者不吝赐教，予以指正。

编者

2014年12月

目录

上卷

中 卷

下 卷

上卷

桂枝汤证其一

汤左，二月十八日，太阳中风，发热，有汗，恶风，头痛，鼻塞，脉浮而缓，桂枝汤主之。

川桂枝三钱　生白芍三钱　生甘草钱半　生姜三片　红枣六枚

［按］大论曰："太阳病，发热，汗出，恶风，脉缓者，名曰中风。"又曰："太阳病，头痛，发热，汗出，恶风，桂枝汤主之。"观此二条，知桂枝汤证又名曰中风。所谓"名曰"者，知前人本有此名，仲圣不过沿而用之。惟严格言之，"桂枝汤证"四字，其义较广，"中风"二字，其义较狭。易言之，中风特桂枝汤证之一耳。又此中风非杂病中之中风，即非西医所谓脑溢血、脑充血之中风。中医病证名称每多重复，有待整理，此其一斑耳。至考此所以异证同名之理，盖为其均属风也。中之者浅，则仅在肌肉，此为《伤寒论》之中风。中之者深，则内及经络，甚至内及五脏，此为杂病之中风，所谓"风为百病之长"也。

仲圣方之药量，以斤两计，骤观之，似甚重。实则古今权衡不同，未许齐观。历来学者考证，达数十家，比例各异，莫知适从，且古今煎法服法悬殊。古者若桂枝汤但取初煎之汁，分之为三，日一服、二服、三服。今则取初煎为一服，次煎为二服，是其间不无径庭。姑摒此种种勿论，简言之，吾师之用量，大抵为原方之什一，例如桂枝、芍药原作三两者，师常用三钱是也。余视证之较轻者，病之可疑者，更减半用之，例如桂、芍各用钱半是也。以此为准，利多弊少。

曹颖甫曰：桂枝汤一方，予用之而取效者屡矣。尝于高长顺先生家，治其子女，一方治三人，皆愈。大约夏令汗液大泄，毛孔大开，开窗而卧，外风中其毛孔，即病中风，于是有发热自汗之证。故近日桂枝汤方独于夏令为宜也。

［**又按**］近世章太炎以汉五株钱考证，每两约当今三钱，则原方三两，一剂当得九钱，再以分温三服折之，每服亦仅得三钱耳。由是观之，原方三两，今用三钱，于古法正无不合也。

【赏析】

在同证同治方面，案中所治高长顺子女三人，以桂枝汤一方统治而愈。他指出："大约夏令汗液大泄，毛孔大开，开窗而卧，外风中其毛孔，即病中风，于是有发热自汗之证，故近日桂枝汤方独于夏令为宜。"说明夏季感受风寒或冷食伤脾，有其证即用此方，不必因季节关系而束缚手脚也。

桂枝汤证其二

余尝于某年夏，治一同乡杨兆彭病。先，其人畏热，启窗而卧，周身热汗淋漓，风来适体，乃即睡去。夜半觉冷，覆被再睡，其冷不减，反加甚。次日，诊之，病者头有汗，手足心有汗，背汗不多，周身汗亦不多，当予桂枝汤原方：

桂枝三钱　白芍三钱　甘草一钱　生姜三片　大枣三枚

又次日，未请复诊。后以他病来乞治，曰：前次服药后，汗出不少，病遂告瘥。药力何其峻也？然安知此方乃吾之轻剂乎？

［**按**］或谓仲圣之脉证治法似置病因、病原、病理等于不问，非不问也，第不详言耳。惟以其脉证治法之完备，吾人但循其道以治病，即已绰有余裕。故常有病已愈，而吾人尚莫明其所以愈者。

曹颖甫曰：仲景非不言病因病理也。夫邪风外乘，乃病中风，欲救邪风者，宜桂枝汤，此非病因乎？卫不与营和，乃自汗出。风中肌肉，著于营分，而卫气不伤，故卫强而营弱。行水之卫气不伤，故毛孔自能出汗，行血之营气受困，故肌腠不能作汗，致皮毛与腠理显分两橛，而不能相合，故曰不和。不和者，不合也。用桂枝汤以发肌理之汗，而营卫自和矣。此非病理乎？读书能观其通，则思过半矣。

【赏析】

本案辨证要点在于：病因缘于汗出当风，加之夜半感寒，即外感风寒；症状表现为汗出，头汗、周身汗、背汗，均不多。按《伤寒论》太阳中风证辨证要点，本证病机为外感风寒，卫气司外抗邪气之职。“卫在外，营之使也；营在内，卫之守也”，营气乘卫气外抗邪气失于固守之际，乘风性开泄，肌腠疏松而外泄，故表现出汗出。详审至此，其汗出为外感风寒、营卫不调所致则了然于胸。故临证之际当抓住辨证眼目，辨证治疗，病则霍然而解。

桂枝汤证其三

我治一湖北人叶君，住霞飞路霞飞坊。

大暑之夜，游大世界屋顶花园，披襟当风，兼进冷饮。当时甚为愉快，觉南面王不易也。顷之，觉恶寒、头痛，急急回家，伏枕而睡。适有友人来访，乃强起坐中庭，相与周旋。夜阑客去，背益寒，头痛更甚，自作紫苏生姜服之，得微汗，但不解。

次早乞诊，病者被扶至楼下，即急呼闭户，且吐绿色痰浊甚多，盖系冰饮酿成也，两手臂出汗，抚之潮。随疏方，用：

桂枝四钱　白芍三钱　甘草钱半　生姜五片　大枣七枚　浮萍三钱

加浮萍者，因其身无汗，头汗不多故也。

次日，未请复诊。某夕，值于途，叶君拱手谢曰：前病承一诊而愈，先生之术，可谓神矣！

[按] 一病一证之成，其病因每不一而足。本案示风之外，更有冷饮，外为风袭，内为饮遏，故见证较前案多一“吐”字，可见病人之证随时变化，决不就吾医书之轨范。而用药可加减，又岂非吾医者之权衡，观本方用生姜五片可知矣。

曹颖甫曰：此公系同乡高长佑先生之友。予因治其妻神经病，始识之。盖其妻饮食如故，但终日歌唱，或达旦不寐。诊其脉滑疾，因用丁甘仁先生法，用猪心一枚剖开，内藏辰砂二钱、甘遂二钱，扎住，向炭炉煨枯，将甘遂、朱砂研成细末。一服而大下，下后安眠，不复歌唱矣。后以十全大补汤收膏调之，精神胜于未病时。附录之，以资谈助。

【赏析】

病由大暑之夜披襟当风，兼进冷饮而起，恶寒、头痛、背冷，自服紫苏生姜汤后，得微汗，而邪不解，吐绿色痰浊甚多。曹氏析之，因其身无汗，头汗不多，不同于桂枝汤卫阳不固之“汗出”，乃是水饮阻遏所致，故加浮萍一味，既能开宣肺气而发汗，又可通调水道而下水气；因病者兼吐，外受风袭，内被饮遏，故加大生姜用量至五片，以增温肺化饮之力，并可和胃止呕。变化不多，却足见辨证加减之精妙。

“大暑之夜，披襟当风，兼进冷饮”，遂恶寒、头痛、得微汗不解，“病者被扶至楼下，即急呼闭户，且吐绿色痰浊甚多，两手臂出汗，抚之潮。遂疏方，用桂枝四钱、白芍三钱、甘草钱半、生姜五片、大枣七枚、浮萍三钱。……一诊而愈”。盖本证也，属太阳中风无疑，但兼寒饮内遏，故颖甫选桂枝汤加用桂枝一钱、生姜二片，于桂枝汤解肌祛风之中通阳化饮。经方药味的剂量比例有着高度的科学性和实践基础，法度森严，在一般情况下，不宜随意变更，否则会使全方治疗作用发生改变。只有精于辨证和深刻理解经方，才能常中知变，恰到好处。

桂枝汤证其四（附列门人治验）

谢先生，三伏之天，盛暑迫人，平人汗流浃背，频频呼热，今先生重棉叠衾，尚觉凛然形寒，不吐而下利，日十数度行，腹痛而后重，小便短赤，独其脉不沉而浮。大论曰：太阴病，脉浮者，可发汗，宜桂枝汤。本证似之。

川桂枝钱半　大白芍钱半　炙甘草钱半　生姜二片　红枣四枚　六神曲三钱　谷麦芽炒各三钱　赤茯苓三钱

［**按**］谢君先是应友人宴，享西餐，冰淋汽水，畅饮鼓腹。及归，夜即病下利。三日不解，反增剧。曾投轻剂乏效。愚则依证治之，虽三伏之天，不避桂枝。服后果表解利稀，调理而瘥。

本案不吐而下利，又异于前案，所谓证有变化是也。吐者为胃不和，利者为肠不和。然而能吐能利，胃肠尚有抗毒逐邪之功能，病未得为进也。大论《太阴篇》云："太阴病，脉浮者，可发汗，宜桂枝汤。"舒氏疑本条有误，当以理中为主，内加桂枝云云。说似有见。然而理中加桂枝为偏里，桂枝汤为偏表，今脉浮，表证重，故宜桂枝汤。况曰"宜"，而不曰"主之"，其宾主层次之分了然矣。

曹颖甫曰：本案桂枝汤证其四实为太阴病，盖桂枝汤为证见脉浮之本方，虽重棉叠衾，尚觉恶寒，有似麻黄汤证，不知桂枝汤证原自有啬啬恶寒者，况脉浮而不紧，其不为麻黄汤证明矣。因下利之为食滞也，加六神曲、炒谷麦芽，因小便短赤也，加赤茯苓，可以悟随证加减之法矣。

［**又按**］本年（二十五年）六月二十四日起，天时突转炎热，友人沈君瘦鹤于其夜进冰淇淋一客，兼受微风。次日，即病。头胀，恶风，汗出，抚其额微冷，大便溏泄，复发心悸宿恙，脉遂有结代意。与桂枝、白芍、炙草各钱半，生姜一片，红枣六枚（切）。夜服此，又次早醒来，诸恙悉平。惟心悸未愈，乃以炙甘草汤四剂全瘥。诸方均不离桂枝。

又越日，孙椒君以进梅浆，病下利，恶风，冷汗出，头胀，胸闷，骨酸，腿软，不欲食而呕，一如沈君，给方与沈同。惟孙君以午夜市药，药肆不备红枣，任缺之。服后，一时许，热汗絷絷遍体，舒然睡去。

翌早醒来，不知病于何时去。然则桂枝汤实为夏日好冷饮而得表证者之第一效方，又岂惟治冬日北地之伤寒而已哉？夫伤寒而必限于北地，北地而必限于冬日，抑何固执之甚邪？使其见我治沈孙之方，而曰：桂枝、生姜皆辛热之品，值此炎令，何堪抱薪救火？甘草、大枣又悉甘腻之物，甘增中满，腻能恋邪。若芍药之酸收更属不合。综药五味，乃无一可用者。若病者无坚决之信仰，聆此评语，得毋弃吾方而不敢服乎？然则桂枝汤证之病理果如何，桂枝汤之药理又如何？至此，不能不有所解说。

在余未陈己意之前，姑略引诸家之说，以资参考。《医宗金鉴》略云："桂枝辛温，辛能散邪，温从阳而扶卫。芍药酸寒，酸能敛汗，寒走阴而益营。桂枝君芍药，是于发汗中寓敛汗之意。芍药从桂枝，是于固表中有微汗之道。……"陆氏九芝曰："桂枝者，能入营而出卫者也。太阳主开，今风乘之，而过于开，则必祛风外出，而太阳之气始复其常。但中风为虚邪，营气已弱，是宜慢泄。又风邪已近肌肉，即为肝气乘脾，故君以桂枝，而必以养血和中者为臣。风能化热，以芍药之凉者监之。……"柯氏韵伯曰："此为仲景群方之魁，乃滋阴和阳、调和营卫、解肌发汗之总方也。……"此皆不离营卫以为说。先贤有谓桂枝汤中不应有酸寒之芍药，而时贤祝味菊先生则曰："本汤之组合，应以芍药为主药，桂枝为重要副药。盖适用本方之标准，在皮肤蒸发功能亢进，而自汗出者，故用芍药以调节其亢进之功能。桂枝则不过补助心脏之作用而已，故麻黄汤中亦用之，其非主药可知也。"此二说也，相左特甚。汤本右卫门《皇汉医学》云："余之经验，凡用芍药、大枣、甘草之证，必诊得筋肉挛急，而于直腹筋最为明确，……可为三药之腹证，……亦可为本方之腹证。"以上纯属理论，实际上当随师论，准据脉证外证，可以不问腹证也。此说前后参差，亦堪商矣。众说纷纭，吾将安从？

虽然，我侪自当从实验中求解决，安可囿于前贤近哲之说，以自锢也哉？今有桂枝汤中风证患者于此，恶风头痛，发热汗出，诸状次第呈现。顾汗出不畅，抚之常带凉意，是可谓之曰"病汗"。设其人正气旺，即自疗功能强者，其发热瞬必加甚，随得畅汗，抚之有热意，于是诸状尽失。可知一切毒素（包括外来之病原物，及内壅之排泄物）已随此畅汗以俱去，此所谓法当汗解是也。设其人正气不足以办此，则必须假外物或动作以为助，例如吸滚热之茶汤可到助汗，做剧烈之运动、就温水之沐浴，亦皆可以助汗。方法不一，致汗则同。(当炎暑之日，吾人周身舒适无汗之时，偶做此三事，则致汗甚易，可为明证。）及此汗出，病亦寻瘥。然而中风证之重者，又非此简易疗法所可得而几，何况啜水太多，胃不能容，运动就浴，又易伤风，于是乎桂枝汤尚矣。

及服桂枝汤已，须臾，当饮热稀粥一小碗，以助药力。且卧床温覆。一二时许，将遍身漐漐微似汗出，（似者，续也，非似乎也。）病乃悉去。此汗也，当名曰“药汗”，而别于前之病汗也。“病汗”常带凉意，“药汗”则带热意，“病汗”虽久，不足以去病，“药汗”瞬时，而功乃大著，此其分也。

有桂枝证者来求诊，与桂枝汤，告之曰：服此汗出，病可愈矣。彼必曰：先生，我本有汗也。夫常人不知病汗药汗之分，不足为责。独怪一般医家尚有桂枝汤能发汗能止汗之辩，呶呶相争，无有已时。不知以中风证而服桂枝汤，“先得药汗”，是“发汗”也，“病汗”遂除，亦“止汗”也。是故发汗止汗二说，若以为非，则均非，若以为是，则均是，惜乎未观其通，尚差一筹耳！

桂枝为阳药，内含挥发油，故能发散。芍药为阴药，内含安息酸，故能收敛。收敛之后，继以发散，发散之极，转又收敛。二者互为起讫，如环无端，依道运行，周而复始，是故收敛并无停滞之意；发散更非不复之谓。所以分名之者，盖但示其运行之方向不同已耳。由是可知桂芍之分工，实乃合作。况微丝血管之周布于身，无远勿届，与肌肉、神经、汗腺等杂沓而居。故动静脉血运加速之后，势必生热，较前此之发热尤甚。热蒸汗腺，势必汗出。与吾人剧烈运动之后，心脏鼓动加速，脉搏加速，血运加速，全身发热，因而汗出，理正相同。

惟此运动而生之汗，不必有若何毒素于其间，若夫先病后药，因而得汗，其汗必含毒素无疑。本汤煎服法中曰：“遍身漐漐，微似有汗者益佳。……若不汗，更服，……又不汗，后服小促其间，……若汗不出，乃服至二三剂，……”仲圣谆谆垂教，再三叮咛，以求一汗而后已者，抑亦何哉？曰：

盖惟借此“药汗”方能排除一切毒素故耳！炎暑之日，汗流浃背，诚能畅进冰制饮料，汗乃遂止。所似然者，冰能凉胃故也。然则凉胃既可以止汗，今饮出汗，又何可不温胃？于是温胃之良药，兼可以止呕之生姜为必需之品矣。又恐汗出过多，将伤胃液，于是用大枣以摄持之。

又虑肠居胃下，胃失和，则肠有受传之虞，于是预用甘草以安之、要之。姜也、枣也、草也，同为温和胃肠之圣药。胃肠性喜微温，温则能和，故云。胃肠既受三药之扶护而和，血液循环又被桂芍之激励而急，表里两合，于是遍身漐漐汗出。

若其人为本汤证其一其二之表证者，随愈，即有本汤证其三之吐者，亦愈，或有本汤证其四之利者，亦无不愈。使更能明其孰轻孰重，加以权衡，则更善矣。

【赏析】

案中患者于三伏之天，重棉叠衾，尚觉凛然而寒，不吐而下利，日十数行，腹痛后重，小便短赤，脉不沉而浮，合于《伤寒论》276 条“太阴病，脉浮者，可发汗，宜桂枝汤”。询其病因，为应友人宴，畅饮鼓腹，内伤食滞而发，故于桂枝汤方中加神曲、麦芽消食导滞；又因小便短赤，加赤茯苓以清热利湿。

曹氏于桂枝汤扩展运用之分析，更为精当：“若其人为本汤证其一其二之表证者，随愈，即有本汤证其三之吐者，亦愈，或有本汤证其四之利者，亦无不愈。使更能明其孰轻孰重，加以权衡，则更善矣。”临证之际，更应仔细体会，灵活应用和化裁。

桂枝汤证其五（附列门人治验）

虞师舜臣尝曰：一・二八之前，闸北有一老妇。其子服务于邮局。妇患脑疽病，周围蔓延，其径近尺许。启其所盖膏药，则热气蒸蒸上冒。头项不能转侧。

余与余鸿孙先生会诊之，三日不见大效。四日诊时，天色已晚，见病者伏被中，不肯出。询其故，侍者曰：每日此时恶寒发热汗出。余乃悟此为“啬啬恶寒、翕翕发热”之桂枝汤证。即用桂枝五分、芍药一钱，加姜草枣轻剂投之。

次日，病大减。遂逐日增加药量，至桂枝三钱、芍药五钱，余三味亦如之，不曾加他药。数日后，竟告痊愈云。

［**按**］脑疽，病也。虞、余二先生先用治脑疽法治之，三日不见大效。及察知患者有桂枝汤证，试投桂枝汤。用桂枝不过五分，芍药不过一钱，姜草枣又皆和平之品，谅其为效也当仅矣。然而功出望外，毋怪虞师之惊奇。且用独方而竟全功，更可见惟能识证者方能治病。何况仲圣方之活用，初非限于桂枝一汤，仲圣所以于桂枝汤加减法独详者，示后人以楷模耳。果能将诸汤活而用之，为益不更大哉？由是细研，方知吾仲圣脉证治法之真价值。

曹颖甫曰：丁甘仁先生有言，脑疽属太阳，发背属太阳合少阴。二证妄投凉药必死。旨哉言乎！尝记予少时，居江阴东乡之后塍，有蒋昆田者，中医也，尝患脑疽，家居不出，三日。先考遇之于市上，问所患，曰：愈矣。问何法治之，曰：桂枝汤耳。问用桂枝几何，曰：四分耳。似四分之桂枝，能愈脑疽，宜虞生用五分之有特效也。惟蒋之证情轻，故四分已足。老妇之证重，故加至三钱。若狃于蒋之四分，而援以为例，设遇重证当用三四钱者则殆矣。

【赏析】

本案先以治脑疽法，膏药敷之，三日不效。四日晚诊之，因见病人伏被中不肯出，询知每日于此时恶寒发热汗出，悟为啬啬恶寒、翕翕发热之桂枝汤证，用桂枝五分、芍药一钱，加姜草枣轻剂投之，一剂而病大减。后逐日增加药量，至桂枝三钱、芍药五钱，不加他药，数日而收全功。极重之症，竟以桂枝汤原方取效，方中均平和之药，且用量极轻，认证之准、效果之佳令人慨叹。

曹颖甫注："丁甘仁先生有言，脑疽属太阳，发背属太阳合少阴。"盖"足太阳膀胱经……从巅入络脑，还出别下项……"，脑疽发于项后，是气血被毒邪阻滞于太阳经所致。辨脑疽属太阳，证明了以经络辨病的实际意义，从而为选方确定了依据。姜佐景于按中又指出："仲圣方之活用，初非限于桂枝一汤，仲圣所以于桂枝汤加减法独详者，示后人楷模耳。果能将诸汤活而用之，为益不更大哉?"于临证之中颇多启发。

桂枝汤证其六（附列门人治验）

王右，无表证，脉缓，月事后期而少，时时微恶寒，背部为甚，纳谷减，此为血运迟滞、胃肠虚弱故也，宜桂枝汤以和之。

川桂枝三钱　大白芍三钱（酒炒）　炙甘草三钱　生姜三片　大枣十二枚

［**按**］吾国旧式妇女平日缺少运动，每致食而难化。冬日限于设备，又未能勤行沐浴。而家庭组织庞杂，妯娌姑嫂每难和睦，因而私衷抑郁，影响气血。始则气逆脘痛，纳谷不畅，自称曰肝胃气，书则谓木侮土。名虽有雅俚显晦之分，实则无二致也。驯至头晕、心悸、经事不调，成俗所谓贫血症。按其脉，常缓而无力。若贫血甚者，反成细小而数。不待风寒之侵袭，而常萧瑟恶寒，尤其在冬日为甚。余逢此等症状，常投桂枝汤原方。病者服后，陡觉周身温暖，经脉舒畅，如曝冬日之下，如就沐浴之后。此无他，桂芍活血之功也。而向之大便难者，今乃得润滑而下，因甘草安肠，本有缓下之力。若大便仍坚踞不动，不妨加大黄每剂一钱以微利之，生者固佳，制者亦可。二三剂后，便乃畅行，且胃开矣。其用甚妙，亲历者方能言之。若嫌大黄近于霸道，则不妨改用研麻仁每剂四五钱，亦可缓缓奏功。况又有姜枣以刺激其胃功能，令化谷食为精微，渊源既开，血乃渐滋。吾师常以简括之句表本汤之功，曰：桂枝汤功能疏肝补脾者也。盖肝主藏血，血行既畅，神经胥得涵养，可杜烦躁之渐，故曰疏肝，亦曰平肝。脾本概括消化系统而言，今肠

胃既健，故曰补脾，善哉言乎。

于此有一要点须注意及者，即本案王右服桂枝汤后是否汗出是也。曰：不汗出，但觉周身温暖而已。然则桂枝汤果不能发汗乎？曰：发汗与否乃服后之现象。服后之现象等于方药加病证之和，非方药可得而独专也。详言之，桂枝汤必加中风证，乃得药汗出，若所加者非中风证，而为如本案之里证（姑名此以别于太阳中风之表证），必不得汗出，或纵出而其量必甚微，甚至不觉也。吾人既知此义，可以泛应诸汤。例如服麻黄汤而大汗出者，必其人本有麻黄汤证；服承气汤而大下者，必其人本有承气汤证。反之，加麻黄汤于承气证，加承气汤于麻黄证，则欲下者未必剧汗，欲汗者未必剧下，有可断言者。然而病之形能既乱，于是坏病成矣。

或问曰：桂枝汤既能治表证，又能治里证，表里不一，方药却同，亦有仲圣之言可资证明乎？曰："师曰：妇人得平脉，阴脉小弱，其人渴，不能食，无寒热，名妊娠，桂枝汤主之。"夫曰"无寒热"，非即无表证之互辞乎？曰"不能食"而"渴"，非即胃肠虚寒，不能化谷食为精微乎？曰"名妊娠"，非即谓无病而更无表证乎？

或又曰：若是论之，桂枝汤直是一首补方，纵令完全无病之人，亦可服此矣。曰：何莫不然？惟严格言之，平素肠胃实热、血压亢进之人，究不甚宜，毋须一试。若夫素体虚寒之老人及妇女服此，诚有意想不到之效力。故仲圣以本汤为温补主方，加桂即治逆气冲心，加附子即治遂漏不止，加龙骨、牡蛎即治盗汗失精，加白芍、饴糖即治腹中痛，加人参、生姜、芍药即治发汗后身疼痛，更加黄芪、当归即泛治虚劳，去白芍加生地、麦冬、阿胶、人参、麻仁，即治脉结代心动悸，无一非大补之方。综计《伤寒论》中，共一百一十三方，由桂枝汤加减者乃占二十余方。然则仲圣固好用补者也。谁谓伤寒方徒以攻劫为能事乎？

曹颖甫曰：本案桂枝汤证其六亦当属诸太阴。盖桂枝汤一方，外证治太阳，内证治太阴，仲师于两篇中既列有专条矣，此又何烦赘说！惟以此治太阳证，人所易知，以之治太阳病之系在太阴者，为人所不信，自有此验案，益可见仲师之言，初无虚设矣。夫仲师不云太阴病，腹满而吐，食不下，自利腹痛乎？设太阴病遇浮缓之太阳脉，即桂枝汤证矣。

【赏析】

桂枝汤为太阳病主方之一，一般被视为解表之剂。曹颖甫却提出“桂枝汤功能疏肝补脾”，“若夫素体虚寒之老人及妇女服此，诚有意想不到之效力”，别具新意。本案患者“无表证，脉缓，月事后期而少，时时微恶寒，背部为甚，纳谷减，此为血运迟滞、胃肠虚弱故也，宜桂枝汤以和之”。本案取桂枝汤温补之功。曹氏指出：“仲圣以本汤为温补主方，加桂即治逆气冲心，加附子即治遂漏不止，加龙骨、牡蛎治盗汗失精，加白芍、饴糖即治腹中痛，加人参、生姜、芍药即治发汗后身疼痛，更加黄芪、当归泛治虚劳，去白芍加生地、麦冬、阿胶、人参、麻仁，即治脉结代、心动悸，无一非大补之方。”通过分析桂枝加桂汤、桂枝加附子汤、桂枝加龙骨牡蛎汤、小建中汤、新加汤、炙甘草汤诸桂枝汤类方的功效主治，并以临证治验为证，说明桂枝汤确为温补之方，拓宽了桂枝汤的应用范围，更借此论及全部经方，“谁谓伤寒方徒以攻劫为能事乎?”更全面阐述了桂枝汤方的功效，指出了临床应用过程中辨证思考的精髓，以及据证而辨、以法立方之要旨。

证有异同论治各殊。先生诊治同一方证，事先必细心辨析，每于同中求异或异中求同，根据病情深浅，决定用药轻重缓急，务使恰到好处，以取桴鼓之效。如桂枝汤既能治表证，又能治里证，表里虽异，用方却同，曹氏阐解本方大法，谓：“外证、表里虽异，用方却同。”

又谓：“外证治太阳，内证治太阴，……设太阴病遇浮缓之太阳脉，即桂枝汤证。”而《经方实验录》（以下简称《实验录》）中所举六机，主脉均有浮缓，或其脉不沉而浮，主证则有自汗，有时他证（头痛、发热、背寒、腹痛等）虽不悉具，但见一、二证，即逞用桂枝汤无妨。其治疗目的，表证重在解肌、调和营卫，里证则于温养和中之意。由于病因病机有别，尽管同一方剂，立法却迥有差异。

在同证同治方面，先生曾诊高长顺子女三人，以桂枝汤一方统治而愈。他指出："大约夏令汗液大泄，毛孔大开，开窗而卧，外风中其毛孔，即病中风，于是有发热自汗之证，故近日桂枝汤方独于夏令为宜。"说明夏季感受风寒或冷食伤脾，有其证即用此方，不必因季节关系而束缚手脚也。

亦有异证同治的案例，如谢某盛暑重棉叠衾，尚觉凛然形寒，下利日十数行，腹痛而后重，小便赤短，因其脉浮，主以桂枝汤发汗。一例患脑疽，每晚恶寒发热汗出，悟此为啬啬恶寒、翕翕发热之候，乃用桂枝五分、芍药一钱，加姜、草、枣轻剂予之，数日而愈。尚有另一例，无表证，脉缓，月事后期而少，时时微恶寒，背部为甚，纳谷减，为血运迟滞、胃肠虚弱之证，以桂枝汤和之。此一、三两例系从脉论证，第二例乃因证设方，是先生辨证施治不拘一格之处。

曹氏运用本方，还在于不墨守成法，表证重者加浮萍。里证重，见气从少腹上冲心者，用桂枝加桂汤。太阴病，腹痛、下痢者，加神曲、炒谷麦芽、赤茯苓等以调和脾胃。凡此诸法，用之多能得心应手。

麻黄汤证其一

范左，伤寒六七日，形寒发热，无汗而喘，头项腰脊强痛，两脉浮紧，为不传也，麻黄汤主之。

麻黄一钱　桂枝一钱　炙草八分　杏仁三钱

[**按**] 此吾师早年之方也，观其药量之轻，可以证矣。师近日所疏麻桂之量，常在三五钱之间，因是一剂即可愈疾。师常诏余侪曰："予之用大量，实由渐逐加而来，非敢以人命为儿戏也。夫轻剂愈疾也缓，重量愈病也迅。医者以愈病为职者也，然则予之用重量，又岂得已也哉？"

何公度作《悼恽铁樵先生》文中之一节云：……越年，二公子三公子相继病伤寒殇。先生痛定思痛，乃苦攻《伤寒论》。……如是者有年，而四公子又病伤寒，发热，无汗而喘。遍请诸医家，其所疏方，仍不外乎历次所用之豆豉、山栀、豆卷、桑叶、菊花、薄荷、连翘、杏仁、象贝等味。服药后，热势依然，喘益加剧。先生乃终夜不寝，绕室踌躇。迨天微明，乃毅然曰：此非《伤寒论》“太阳病，头痛，发热，身疼，腰痛，骨节疼痛，恶风，无汗而喘者，麻黄汤主之”之病而何？乃援笔书：麻黄七分、桂枝七分、杏仁三钱、炙草五分。持方与夫人曰：吾三儿皆死于是，今四儿病，医家又谢不敏。与其坐而待毙，曷若含药而亡！夫人默然。嗣以计无他出，乃即配药煎服。先生则仍至商务印书馆服务。及归，见病儿喘较平，肌肤有润意，乃更续予药，竟得汗出喘平而愈。四公子既庆更生，先生乃益信伤寒方。……（录《现代中医月刊》第二卷第九期）

以上所引文字，不过寥寥数行。然而以吾观之，其中含蓄之精义实多。时医遇风热轻证，能以桑菊栀翘愈之，一遇伤寒重恙，遂不能用麻黄主方。罹其殃者，夫岂惟恽氏三儿而已哉？此其一义也。恽先生苦攻《伤寒论》有年，及用轻剂麻黄汤，尚且绕室踌躇，足见医学之难。此其二义也。然此诸义非吾所欲讨究，吾之所求者，借以表白麻黄汤全证耳。

麻黄汤之全部脉证，厥为喘，其甚者鼻煽，两脉浮紧，按之鼓指，头痛，恶寒，无汗，或已发热，或未发热，呕逆，身疼腰痛，骨节酸疼等等。考其简要病理，厥为寒气外犯皮毛，内侵肺脏。肺脏因寒而闭，呼吸不利，故上逆而作喘。

肺脏既失职，鼻管起代偿动作，故鼻煽。皮毛因寒而收，排泄失司，故凛冽而恶寒。血液循环起救济，故发热。血运呈紧张，故脉紧。胃受影响，故呕。神经不舒，故痛。若欲求其详，虽长篇累牍难以尽之。但凭脉证以施治，已足以效如桴鼓，此仲圣之教，所以为万世法也！

【赏析】

本案为太阳伤寒正局。桂枝汤为太阳中风表虚证，麻黄汤为太阳伤寒表实证。患者伤寒六七日，仍形寒（热伤气，寒伤形，形寒即概括头项腰脊强痛等症）发热，无汗而喘，脉浮紧，虽六七日，伤寒表证仍在，所以为不传也。伤寒六经传变，有循序的，有不循序的，不要为时间所拘，贵在辨证施治，故仍以麻黄汤主之，方证相符，不用加减。太阳为开，主表，寒邪束表，阳气向上向外，故头痛发热；寒邪闭表，经气怫郁不舒，故身疼腰痛，骨节疼痛。表闭则卫气不伸，不能御寒，故恶风；营气不能通达于表，玄府（汗腺也）闭塞，则无汗；寒邪郁闭皮毛，邪气不得外泄，肺气不能宣通，故无汗而喘。麻黄证与桂枝证之鉴别。桂枝证脉缓自汗，为卫阳浮盛，营阴内弱；麻黄证为脉紧无汗，为卫阳外闭，营阴内郁。一虚一实，判若天渊。《内经》云：发表不远热，故麻黄汤为辛温发汗峻剂。伤寒初起，寒未化热，方用麻黄为君，辛温走表，开毛窍，逐风寒，入肺经，宣肺定喘；桂枝为臣，味辛温，色赤入心，入于营分，升腾阳气；佐以杏仁辛温，利肺降气；甘草甘平，调和诸药，共奏安内攘外之功。伤寒为大病，每多传变。《内经》云：伤寒一日，太阳受之。二日，阳明受之。《伤寒论》原文第5条载："伤寒二三日，阳明少阳证不见者，为不传也。"病之传与不传，主要以人身正气的盛衰为转移，正能胜邪则少传或不传，正不胜邪则多传变，故传者言其常也，不传者言其变也，知常而不知变，何以为医？本案伤寒六七日，病仍在太阳，若计日治病而不明辨证，妄以三阴方投之，岂不愦事！故仲景传经之说，并非刻板之论，要在医者之灵活对待。

汗法理论源于《素问·阴阳应象大论》"其在皮者，汗而发之"，通过发汗祛邪外出，达到腠理开、营卫和、肺气畅、血脉通之功效。汗法药物多具有辛味，辛能发散，故能解表。在临床上主要用于治疗外感风寒、风热等表证，有辛温、辛凉解表之法。

案中已详细分析了使用麻黄汤治疗本案之原因。其理论源于《伤寒论》"太阳病，头痛，发热，身疼，腰痛，骨节疼痛，恶风，无汗而喘者，麻黄汤主之"，后世概括称其为"麻黄八证"。其病因为外感风寒，寒邪为甚；其病机主要在于三个方面，其一是外感风寒，侵袭太阳经脉，寒性收引，经脉拘急，而致太阳经脉所过部位疼痛不舒，故有"头痛、身疼、腰痛、骨节疼痛"等症；其二是风寒外袭，卫气奋起抗邪而被寒邪束闭于内，营阴郁滞不能外出，即卫闭营郁而表现出恶寒、发热、无汗等症；其三是风寒外袭皮毛，内舍于肺，肺气不利而表现出咳喘等症。

案中又描述了服药后病愈之征象“喘较平，肌肤有润意，乃更续予药，竟得汗出喘平而愈”。正合《伤寒论》中解表治疗病愈之反映，读者读及此外，当细心体味。

至于麻黄汤与桑菊饮、银翘散之区别，前者主治风寒表证，后二者主治风热表证，主治迥异，不必赘述。现仅就桑菊饮、银翘散加以论述。案中所述“遍请诸医家，其所疏方，仍不外乎历次所用之豆豉、山栀、豆卷、桑叶、菊花、薄荷、连翘、杏仁、象贝等味”，观其用药，多系桑菊饮、银翘散等方。桑菊饮、银翘散皆具疏风清热功用，均用于治疗外感风热表证。其中桑菊饮多辛凉之品，且以疏散风热、清宣肺热的桑叶、菊花、连翘、薄荷、桔梗、芦根、甘草为主要药物，并配伍肃降肺气的杏仁，故其肃肺止咳之力大，宜用治温病初起，表证较轻，邪热不甚，肺失清肃之咳嗽、身热不甚、口微渴、脉浮数；银翘散中用银花、连翘，且银花、连翘用量较重，并配有荆芥、淡豆豉、牛蒡子等辛散透表之品，则解表清热之力强，宜于温病初起，邪热较甚，偏重于卫表之发热、微恶风寒、无汗或有汗不畅、头痛口渴、咳嗽咽痛、舌尖红、苔薄白或薄黄、脉浮数。

麻黄汤证其二

黄汉栋，夜行风雪中，冒寒，因而恶寒，时欲呕，脉浮紧，宜麻黄汤。

生麻黄三钱　川桂枝三钱　光杏仁三钱　生甘草钱半

拙巢注：汉栋服后，汗出，继以桔梗五钱、生草三钱，泡汤饮之，愈。

［**按**］麻黄汤全部脉证固如前案拙按所云，但并不谓必如此诸状悉具，乃可用本汤，若缺其一，即不可施也。反之，若病者体内之变化，确属麻黄汤证之病理，则虽见证稍异，亦可以用之而效。缘病者体气不同，各如其面，加以受邪有轻重之别，时令有寒热之殊，故虽同一汤证，彼此亦有差池。若

前按所引，有喘而无呕，本案所载，则有呕而无喘是也。

大论曰："太阳病，或已发热，或未发热，必恶寒，体痛，呕逆，脉阴阳俱紧者，名为伤寒。"窃谓此"必"字犹言多也，并非一定之谓。盖其人胃气本弱，或有湿痰，故牵引而作呕。若夫喘，则实为麻黄汤之主证，较呕著要多多，此吾人所当了然于胸中者也。

【赏析】

本证病起于"夜行风雪中，冒寒"，知其病因源于风寒，而引发伤寒证。案中所述症状恶寒、脉浮紧当为本证辨证要点，不可以呕逆作为主症，"时"字是为明证。此外，案中还指出"若夫喘，则实为麻黄汤之主证"，更是明确了在伤寒表证中，风寒犯肺属其主要病机之一的特征。至于"呕"产生的原因，于外感之中，风寒外袭，寒邪为主，内犯于肺胃，胃失和降可以产生；在内伤之中，诸寒饮、饮食、湿邪、痰饮等均可影响胃腑，致胃失和降发生。

麻黄汤证其三

予友沈镜芙之房客某君，十二月起，即患伤寒。因贫无力延医，延至一月之久。沈先生伤其遇，乃代延余义务诊治。察其脉浮紧，头痛，恶寒，发热不甚，据云初得病时即如是。因予：

麻黄二钱　桂枝二钱　杏仁三钱　甘草一钱

又因其病久胃气弱也，嘱自加生姜三片、红枣两枚，急煎热服，盖被而卧。果一刻后，其疾若失。

按：每年冬季气候严寒之日，患伤寒者特多，我率以麻黄汤一剂愈之，谁说江南无正伤寒哉？

［按］《内经》一日太阳，二日阳明，三日少阳……之说，殊不足以为训。若本案所示，其人作麻黄汤证，不服药者一月之久，而麻黄汤证依然存在。及投以麻黄汤，一剂而愈，其效又依然如响。是盖其人正气本旺，故能与邪久持也。

余在广益医院施诊，曾遇一小儿惊厥之恙。目瞠神呆，大便不行，危在旦夕。迭用承气下之、白虎清之，数日方定。旋竟转为少阳寒热往来之证，予以小柴胡汤加味。如是数日，又略安，意其愈矣。某日偶巡视邻近某善堂，惊见此儿又在就医调理。予更细察其病情，则寒热日数度发，又是麻桂各半汤之证矣。屈指计之，距其起病之日，已近一月。观其病变曲折，仿佛离经叛道，是又岂一日二日之说，所得而限之哉？

【赏析】

《伤寒论》指出，太阳病头痛至七日以上者，或行其经尽，或转属阳明，而肉有坚脆，皮有厚薄。本案沈之房客正气本旺，能与邪气久持，纵迁延一月之久，故麻黄汤证仍在。桂枝汤证其四案中谢先生卫气素虚，则易感风为病；阳气素虚，则易感寒为病，故虽三伏江南、重棉叠衾，亦形寒下利，故以桂枝汤治疗。患者虽然同时受邪，然其病各异，其证或难或易，或缓或急，或侵入肺，或犯于肠，体质使然也。故遣方用药，当须审视患者气血之虚实、脏腑之禀赋。

《伤寒论》第1条："太阳之为病，脉浮，头项强痛而恶寒。"第35条："太阳病，头痛发热，身疼腰痛，骨节疼痛，恶风，无汗而喘者，麻黄汤主之。"曹氏正是抓住了脉浮紧、恶寒、头痛这三个主症，而不囿于"江南无正伤寒"之俗见，在病程延至一月之久时仍大胆使用麻黄汤，可谓有胆有识。

麻黄汤证其四

俞右，住高昌庙维德里一号。伤寒，头项强痛，恶寒，时欲呕，脉紧，宜麻黄汤。

麻黄五钱　桂枝五钱　杏仁三钱　生草三钱

［**按**］病者服此方后，绝不汗出。阅者或疑余作诳言，安有服麻桂各五钱，而无反响者乎？非也，有其故在。缘病者未进药之先，自以为大便不通，误用泻盐下之。及其中气内陷，其脉即由浮紧转为微细，故虽服麻黄汤，而

汗勿出。二诊，师加附子以振心阳，救逆而瘥，此不汗出之因于误治者也。

余更目睹师治史惠甫君之弟，发热，恶寒，无汗，用麻桂各三钱，一剂，亦绝不汗出。二剂加量，方得微似汗解。其故安在？盖史君弟执业于鸿昌造船厂，厂址临江，江风飒飒，史弟平日督理工场之间，固曾饱尝风露者，此不汗出之因于地土者也。

又余在广益医院治一人，衣冠楚楚，发热，恶寒，无汗，头痛，与麻桂各三钱，余药称是。次日二诊，谓服药后，了无交化。嘱再服原方。三诊又然。予疑院中药量不足，嘱改从药铺购服。四诊，依然未汗出，予万思不得其故。及细询其业，曰：予包车夫也。至是，予方恍然。盖若是之人，平日惯伍风寒，本不易受风寒之侵袭。若果受其侵袭，则其邪必较常人为重，此不汗出之因于职业者也。

然凡此诸例，其不汗出，犹可理解。余又曾治一妊妇肿病，面目手足悉肿。一时意想所至：径予麻黄汤加味。次日复诊，肿退其半。问曾汗出否？曰：否。问小便较多否？又曰：否。然余未之信也，予原方加减。三日，肿将退净，仍问其汗与小便各如何？则又绝口否认。倘其言果属真切，则若不曰：水化为气，无形外泄，而承认生理学上之所谓潜汗，直无理足以释之。嘻！病情万变，固有不可以常理格之者，惟亲历者能信是言。

曹颖甫曰：发热恶寒无汗，而两脉浮紧者，投以麻黄汤，无不应手奏效。辛未六月，有乡人子因事居舍弟裔伯家，卒然觏病，发热恶寒，拥被而卧，寒战不已。长女昭华为疏麻黄汤。服后，汗出神昏，裔伯大恐。不逾时，沉沉睡去，日暮始醒，病若失。大约天时炎热，药剂太重，以致神昏，非有他也。今年阴历十一月初一日，予在陕西渭南县，交通银行行长曹某之弟志松病，发热无汗脉浮紧，予用麻黄三钱、桂枝四钱、生草三钱、杏仁五钱，服后，微汗出，脉微，嗜卧，热退，身凉，不待再诊，病已愈矣。

又记昔在丁甘仁先生家，课其孙济华昆季，门人裴德炎因病求诊于济万，方治为荆防等味，四日，病无增减，亦不出汗。乃招予往诊，予仅用麻黄二钱、桂枝一钱半、杏仁三钱、生草一钱。明日，德炎不至，亦不求再诊，予甚疑之。越日，德炎欣然而来曰：愈矣。予按伤寒始病脉之所以浮紧者，以邪正交争于皮毛肌腠间，相持而不下也。一汗之后，则皮毛肌腠已开，而邪正之交争者解矣。世人相传麻黄多用亡阳，而悬为厉禁，然则病太阳伤寒者，将何自而愈乎？

【赏析】

本案先后以俞右、史君弟、广益医院治一包车夫、一妊妇肿病、乡人子、曹某之弟志松、裴德炎病七个伤寒案例服麻黄汤后病愈之征象，辨析了不同体质禀赋、不同工作环境、不同生活环境用药不同反应的原因，同时也分析了剂量大小使用的依据。试分析如下：

其一，误治而致无汗。俞右服麻黄汤，其中麻桂各五钱而不汗出，是“缘病者未进药之先，自以为大便不通，误用泻盐下之。及其中气内陷，其脉即由浮紧转为微细，故虽服麻黄汤，而汗勿出。二诊，师加附子以振心阳，救逆而瘥，此不汗出之因于误治者也”。先后误用泻下之法伤津、温阳之法救逆，而致虽属伤寒，服用麻黄汤可解表邪，但汗源不足，故不汗。

其二，工作环境久受风露，抗邪力强。史惠甫君之弟服麻黄汤一剂不汗，二剂加量微似汗解。是因盖史君弟执业于鸿昌造船厂，“固曾饱尝风露者，此不汗出之因于地土者也”。

其三，职业因素惯于风寒而无汗。包车夫“平日惯伍风寒，本不易受风寒之侵袭”，故虽四服麻黄汤而仍无汗而病愈。并且指出“若果受其侵袭，则其邪必较常人为重”，此不汗出之因于职业者也。

其四，妊妇肿病水化为气，无形外泄而无汗。一妊妇肿病，面目手足悉肿。予麻黄汤无汗，因思“开鬼门、洁净府”，其病不汗而愈，当利水而愈。然其小便亦不多。其事实如此，故思其无汗当从“水化为气，无形外泄”而解。至此，曹氏亦感叹“病情万变，固有不可以常理格之者，惟亲历者能信是言”，属有感而发。

其五，病重药重反应异常。乡人子服麻黄汤后，汗出神昏，沉沉睡去，日暮始醒，病若失。其原因在于“大约天时炎热，药剂太重，以致神昏，非有他也”，此属药物剂量过大的反应。虽然神昏，未至变证发生，其病仍愈。

其六，肌疏者一剂而愈。曹某之弟志松病伤寒，一服后，微汗出，脉微，嗜卧，热退，身凉，不待再诊，病已愈矣。与上案乡下之人，多所劳作，体质壮实，药重病愈相比较，本案居于城市，体质较弱，故一服药轻则愈。

其七，邪正交争，因势一服麻黄汤而愈。裴德炎感于风寒经荆防等味治疗仍不出汗，予麻黄汤一剂而愈。曹氏析其原因在于，“以邪正交争于皮毛肌腠间，相持而不下也。一汗之后，则皮毛肌腠已开，而邪正之交争者解矣”。知用药可因邪正交争之势，因势扶正祛邪治疗而愈。

由是可知，方药之应用，当视患者体质强弱、工作环境、生活环境、肌腠盛衰、邪正交争之势而灵活调整其服药次数、给药剂量，方能灵活运用。

葛根汤证其一

封姓缝匠，病恶寒，遍身无汗，循背脊之筋骨疼痛不能转侧，脉浮紧。余诊之曰：此外邪袭于皮毛，故恶寒无汗，况脉浮紧，证属麻黄，而项背强痛，因邪气已侵及背输经络，比之麻黄证更进一层，宜治以葛根汤。

葛根五钱　麻黄三钱　桂枝二钱　白芍三钱　甘草二钱　生姜四片　红枣四枚

方意系借葛根之升提，达水液至皮肤，更佐麻黄之力，推运至毛孔之外。两解肌表，虽与桂枝二麻黄一汤同意，而用却不同。服后顷刻，觉背内微热，再服，背汗遂出，次及周身，安睡一宵，病遂告瘥。

［按］葛根汤主治温病者也。学者当知今人所谓温病，非仲圣所谓温病。仲圣所谓温病，非今人所谓温病。吾人先具今人温病之概观，乃读《伤寒论》温病之条文，无怪格不相入。我姑仿狭义伤寒、广义伤寒之例，当日仲圣所谓温病乃狭义温病，今人所谓温病乃广义温病。虽然，我但愿学者心知此意，我却不愿杜撰名辞，转滋纠纷。今为求名正言顺计，不妨称仲圣之所谓温病

为太阳温病，如是即可别于今人之所谓温病。称仲圣之所谓伤寒，与温病对称者，为太阳伤寒，如是即可别于《伤寒论》广义之伤寒。称仲圣之所谓中风，与伤寒对称者，为太阳中风，如是即可别于杂病中之中风。命名既定，乃论大旨。

然则太阳温病之异于太阳中风、太阳伤寒者何在乎？余斗胆，敢揭一旨。曰：太阳中风、太阳伤寒是皆太阳病之津液未伤者也。若其人先自伤津，续得太阳病，是即太阳温病。是故“伤津”二字，实为太阳温病之内蕴，此乃绝无可疑者。惟其内津已伤，不能上承口舌，故作渴。故仲圣曰：“太阳病，发热而渴，……者，为温病。”且将“渴”字特置于“而”字之下，以彰其首要。惟其内津已伤，不能注输背脊，故非但头痛项强，且进而为背部亦强几几矣。故仲圣曰：“太阳病，项背强几几，……葛根汤主之。”是故渴与项背强几几同是伤津之外证，实一而二，二而一者也。

学者既已知“渴”与“项背强几几”同为太阳温病葛根汤证之主证，更可由此左右推求，自得逢源之乐。例如由太阳温病之渴，可以推知太阳中风、太阳伤寒之不渴。

故恽铁樵先生教学子谓：桂枝汤、麻黄汤当同以口中和为主证云云。学子遵此施治，不啻指南良针。实则口中和即不渴之易辞，不渴即由太阳温病之渴字悟来。仲圣待人以智，故遂不自觉其言之约耳。更例如由太阳温病之“项背强几几”，可以推知太阳痉病之“背反张”、“身体强几几”然者，乃疾病之传变也。诚以“项背强几几”尚为津伤邪袭之轻者，若治不如法，更汗下伤其津，势必“背反张”、“身体强几几”然，而为进一层之痉病矣。此《伤寒》《金匮》之可以通释者也。

阅者必将发问曰：然则《伤寒论》温病条下之“若发汗已，身灼热者，名曰风温”又作如何解说？答曰：此乃仲圣后人之注语，非仲圣原文也。虽然，彼为仲圣之后人，犹为吾侪之前贤，故其言非无理致。彼之意若曰：假使逢太阳温病之葛根汤证，医者误认为太阳伤寒之麻黄汤证，径予麻黄汤以发其汗，则汗虽出，表虽解，必将引起全身之灼热，必不克一剂而竟全功，若是者，其初病非为伤寒，实为温病。但嫌温病之“病”字与太阳病之“病”字重，故不若改称风温，因葛根汤原有麻桂以治风、葛根以治温也。由是观之，风温即是温病之别名，初不必另眼视之。

又此风温与近日温热家所说之风温亦异，为免除混淆计，宁削而不论。抑尤有进者，学者当知发汗已，身灼热，并非绝对坏病之谓，不过由太阳转入阳明。此时但随其证，或用白虎以清之，或用麻杏甘石以开之，或用葛根芩连以折之，其病即得全瘥，初不必过事张皇。惟经方家之治病，其可以一剂愈者，不当用二剂，即其可以用葛根汤一剂痊愈者，不当用麻黄汤使入阳明，以致二剂而愈。

阅者又将问曰：然则《伤寒论》原文“风温为病，脉阴阳俱浮，自汗出，身重，多眠睡，鼻息必鼾，语言难出。若被下者，小便不利，直视，失溲。若被火者，微发黄色，剧则如惊痫，时瘈疭，若火熏之。一逆尚引日，再逆促命期”又作如何解说？答曰：此亦仲圣后人之言也。注家有视此为错误，任意颠倒改易，以求曲符己意者矣，是乃窃所不取。细按此条大意，重在申明二禁，一禁被下，二禁被火。何以禁下？盖下为阳明正治，今温病病在太阳，未到阳明，故不可下，下之将更伤其津。何以禁火？盖温病津液既已内伤，安堪更以火灼烁之？如此治之，是为一逆再逆。逆之重者，促命期。逆之轻者，或语言难出，或直视，或惊痫，或瘈疭，合考种种症状，无一不由津液内竭、神经失其濡养所致。或小便不利，则伤津之重者，几无余液足以外泄。或微发黄色，则津竭血溶，血液变色，尤为显明之病理。夫下与被火未始合于太阳中风、太阳伤寒之治，今独在温病条下剀切告诫者，抑亦何哉？无非中风伤寒者津液未伤，虽误下误火，逆犹不甚，今温病者津液已伤，实未许毫厘误治故也。呜呼，前贤之旨微矣！

【赏析】

本案中，曹颖甫认为“背脊之筋骨疼痛不能转侧”乃是“项背强几几”之意，“身疼腰痛”是由表寒甚而背输经络凝涩不通所致，而“项背强几几”则是伤津之表现，故宜葛根汤而不宜麻黄汤。

在阐述本案中，曹颖甫认为，《伤寒论》所谓温病乃狭义温病，今人所谓温病乃广义温病。为求名正言顺，不妨称仲圣所谓温病为太阳温病。之所以称其为太阳温病，是认为其属于太阳病。他认为，太阳病篇论述温病原文中“不恶寒”并非“不恶风”，其意乃“微恶风寒”，如此则不能尽脱恶寒本色，而合于太阳首条提纲之旨，故仲圣称其为太阳病。同时，曹颖甫认为，合“太阳病，发热而渴，不恶寒者，为温病”，以及“太阳病，项背强几几，无汗恶风，葛根汤主之”二条为一，推断认为，葛根汤主治温病者也。

葛根汤证其二

葛根汤方治取效之速，与麻黄汤略同。且此证兼有渴饮者。予近日在陕州治夏姓一妇见之。其证太阳穴剧痛，微恶寒，脉浮紧，口燥。予用：

葛根六钱　麻黄二钱　桂枝三钱　白芍三钱　生草一钱　天花粉四钱　枣七枚

按：诊病时已在南归之前晚，亦未暇问其效否。及明日，其夫送至车站，谓夜得微汗，证已痊愈矣。予盖因其燥渴，参用瓜蒌桂枝汤意。吾愿读经方者，皆当临证化裁也。

［**按**］本案为吾师所亲撰。夏姓妇所病者即太阳温病也。向使吾师用葛根汤原方，未始不可犹治之。今又以花粉易生姜，则更为恰切。

虽然，读者于此，有不能释疑者在焉。曰：温病条言“不恶寒”，葛根汤条言“恶风”，风寒本属互称，如是得毋自相矛盾？答曰：此正仲圣之互文见意处，可以深长思者也。夫曰风寒为互称，此言不谬。但当知寒为重，风为轻，恶寒为重，恶风为轻。故温病及葛根汤二条合一之后，即成“恶风不恶寒。”其意犹曰“微恶风寒”，节言之，即本案吾师所谓“微恶寒”是也。为其尚不能尽脱恶寒本色，而合于太阳首条提纲之旨，故仲圣称此为太阳病。又为其兼口渴津伤，易于化热，故仲圣称此为太阳温病。

历来伤寒注家有一绝大错误，贤贤相承，莫能自觉者，即以温病为阳明病是也。佐景觉之，不容缄默；夫依吾说，温病为太阳病之一纲，判然异于阳明病，固矣，然窃以为尚有辨证之法在。大论曰："问曰：阳明病，外证云何？答曰：……反恶热也。"然则恶热者方为阳明病，其但渴而不恶热之温病得称阳明病乎？然则恶热者当用膏知硝黄，其俱渴而不恶热者得用辛温发散之麻桂，仲圣于此又岂非暗暗点明乎？余之旨，盖在于此。今试排列太阳阳明之主证如下：

太阳伤寒	或已发热或未发热	恶风恶寒
太阳中风	发热	恶风
太阳温病	发热而渴	恶风不恶寒
阳明	发热谵语	不恶寒反恶热

阅者试察上表，其中层次何等分明。太阳伤寒当"或未发热""恶寒"之时，完全为寒象，且不但曰"恶风"，兼曰"恶寒"，显见其恶风寒之重。至太阳中风，即但曰"发热"，显无或未发热之时，且但曰"恶风"，不兼曰"恶寒"，显见其恶风寒之轻。至太阳温病，不但曰"发热"，且加"渴"以示其津液之伤，曰"恶风"，又曰"不恶寒"，显见其恶风寒之微。至阳明，其甚者曰"谵语"，以示其津竭之后，神经且受热灼矣，又曰"反恶热"，至此完全为热象，与太阳伤寒之完全为寒象者适相反。由是吾人可得外感疾病传变之第一原则，曰"由寒化热"是也。此原则实为吾人依经探讨之收获，而温病之不得称为阳明病，又其余事也矣！

【赏析】

案中夏妇"太阳穴剧痛，微恶寒，脉浮紧，口燥"予"葛根汤去姜加天花粉四钱"，此本太阳表证，因兼见口燥，属津伤，和葛根汤证病机略同，故选葛根汤，以其津液不足，故去辛温发散的生姜，而用甘寒生津的天花粉。一加一减，暗合仲景"存津液，保胃气"之旨。李士材云："用古方治今病，譬之拆旧料改新房，不再经匠氏之手，其可得乎?"从用方加减中，颇见医者功力。曹氏笃信经方，但也善于吸取时方之长，加减药物时每用青黛、浮萍等经方未载之药，这是非常必要的。正如他所说："治危急之证，原有经方所不备，而借力于后贤之发明者，故治病贵具通识也。"姜佐景亦按："当明其

（时方）与伤寒经方间之师承贯通处，然后师经方之法，不妨用时方之药，且用之必更神效。"

葛根汤证其三

予昔在西门内中医专校授课，无暇为人治病，故出诊之日常少。光华眼镜公司有袁姓少年，其岁八月，卧病四五日，昏不知人。其兄欲送之归，延予诊视以决之。余往诊，日将暮。病者卧榻在楼上，悄无声息。余就病榻询之，形无寒热，项背痛，不能自转侧。诊其脉，右三部弦紧而浮，左三部不见浮象，按之则紧，心虽知为太阳伤寒，而左脉不类。时其兄赴楼下取火，少顷至。予曰：乃弟沉溺于酒色者乎？其兄曰：否，惟春间在汕头一月，闻颇荒唐，宿某妓家，挥金且甚巨。予曰：此其是矣。今按其左脉不浮，是阴分不足，不能外应太阳也。然其舌苔必抽心，视之，果然。予用：

葛根二钱　桂枝一钱　麻黄八分　白芍二钱　炙草一钱　红枣五枚　生姜三片

予微语其兄曰：服后，微汗出，则愈。若不汗，则非予所敢知也。

临行，予又恐其阴液不足，不能达汗于表，令其药中加粳米一酒杯，遂返寓。明早，其兄来，求复诊。予往应之，六脉俱和。询之，病者曰：五日不曾熟睡，昨服药得微汗，不觉睡去。比醒时，体甚舒展，亦不知病于何时去也。随请开调理方。予曰：不须也，静养二三日足矣。闻其人七日后，即往汉口经商云。

［**按**］《素问·金匮真言论》曰："夫精者，身之本也。故藏于精者，春不病温。"《生气通天论》曰："冬伤于寒，春必病温。"此数语也，凡习中医者类能道之。然而议论纷纷，每悖经旨。佐景不敏，请以本案袁姓少年病为《内经》之注释可也。简言之，袁姓少年宿妓荒唐，不藏于精，故生温病。治之以葛根汤，应手而起者，以葛根汤为温病之主方故也。夫精者，津之聚于一处者也。津者，精之散于周身者也。故精与津原属一而二、二而一之物。

其人平日既不藏精，即是津液先伤，及其外受邪风之侵，乃不为太阳中风，亦不为太阳伤寒，而独为太阳温病，乃不宜乎桂枝汤，亦不宜乎麻黄汤，而独宜乎葛根汤。此《内经》《伤寒》之可以通释者也。

抑尤有当知者，藏精之要，初不必限于冬时，然尤以冬时为甚。故《伤寒例》曰："冬时严寒，万类深藏。君子固密，则不伤于寒。触冒之者，乃名伤寒耳。"温病之成，初不必限于春日，观袁姓少年之呻吟于仲秋可知，然尤以春日为甚。盖春继冬来，于时为迩，冬不闭藏，使扰乎阳，则春不发陈，无能随天地万物以俱生荣也。精之泄，初不必限于男女之间，凡志勤而多欲，心怵而常惧，形劳而致倦，高下必相慕，嗜欲伤目，淫邪惑心者，是皆不藏于精之类也，然尤以直耗肾精为甚。故吾人可作结论曰：冬不藏精，春必病温。必，犹言多也。此经旨之所当达观者也。

虽然，余走笔至此，窃不禁凛然有所惧焉。所惧者何？曰：人将以本案为根据，而伸其温病伏少阴之说。盖所谓少阴云者，指足少阴经肾言也。余曰：肾精亏耗者，全身津液不足，一旦外受邪风之侵，无能祛邪，反易化热，此犹为抽象之言，差近于是，犹曰：平素肠胃虚寒者易患桂枝汤证，同不失为平正之论。若必欲一口咬定温病之邪气久伏于肾，则犹曰中风证之邪气必久伏于肠胃，其可通乎？不特此也，小儿天真烂漫，肾精不耗，为何患麻疹等一类温病特多？盖为其纯阳之体，长育之日，需津既亟，化热自易，初不关肾家事也。奈何温病伏于少阴，发于他经之说，竟亦风行医林，斯乃不可解者。

【赏析】

《伤寒论》云："太阳病，发热而渴，不恶寒者为温病。若发汗已，身灼热者，名风温。风温为病，脉阴阳俱浮，自汗出，身重，多眠睡，鼻息必鼾，语言难出。若被下者，小便不利，直视失溲。若被火者，微发黄色。剧则如惊痫，时瘈疭，若火熏之。一逆尚引日，再逆促命期。"在《伤寒论》中已有温病的雏形。温病是热病中偏于温热的类型。葛根汤、白虎汤均为可选之方。

曹颖甫认可叶天士的功绩，只不过认为温病的源头在伤寒，不应另立门户。

葛根汤证其四（附列门人治验）

镇江赵锡庠，章次公门人也，诊所在曹家渡，尝治康脑脱路忻康里四十八号蔡姓女孩，约一周岁，先病百日咳，月余未痊，忽股背间隐约有红点，咳甚剧，目赤多泪，惟身热不扬，手足逆冷，常自汗出，皮肤宽缓，颜面淡白，无出疹状。锡庠告其母曰：瘄疹欲出，表阳虚而不足以达之，此即俗所称白面痧也。方用：

葛根三钱　桂枝一钱　杭芍钱半　生草一钱　姜一片　枣二枚

因其咳也，加前胡钱半、射干钱半、桔梗八分、象贝三钱，复加牛蒡子三钱以助其提达出表。明日复诊，颜面红疹渐显。神色虽佳，而手足尚冷，遂令再进一剂。二日后，手足温和，周身红疹透达。越二日而回。一切平安，趸咳亦愈。

［按］学者既已知中风、伤寒、温病各为太阳病之一纲矣，然此犹为未足。吾今当为学者作进一步言。曰：所谓中风，所谓伤寒，所谓温病，所谓太阳病，推而至于六经病，是皆非疾病之真名，不过疾病之代名耳。更细晰言之，六经病方为疾病之代名，所谓中风伤寒温病，尚为疾病中一证之代名耳。病犹戏剧之全部，证犹戏剧之一幕，故病之范围大，而证之范围小。更详尽言之，谓中风、伤寒、温病等为一证之代名，犹不切，毋宁谓之曰一证之通名。何者？知此等通名病证之方治，将可以泛应万病故也。例如：吾人知太阳温病之方治，可以泛治痉病，可以泛治麻疹，可以泛治一切类似之病。所谓痉病，所谓麻疹，方是疾病之真名。仲景之所以为圣，即在先教人以病证之通名通治（指《伤寒》），后教人以病证之专名专治（指《金匮》）。后人不晓病证之通名通治，独断断于伤寒、温病等代名之争。既不知疾病之通名通治，更不晓何者为证。而余之所欲大声疾呼者，亦即在使学者知仲圣通名通治之大道。柯氏曰："因知仲景方可通治百病，与后人分门证类，使无下手

处者，可同年而语耶?”是柯氏宁非得道之深者。

余谓吾人既知太阳温病之方治，即可以泛治麻疹者，犹曰用葛根汤方可以治麻疹之初起也（麻疹之顺者可勿服药，服药而误，反易偾事）。阅者将疑麻桂之决不可治疹病者乎，则吾师遇麻疹病之遏伏甚而不透发者，且用麻黄汤。服汤已，疹乃畅发。惟窃细心考察，间有透发之后，引起灼热者，是正所谓若发汗已，身灼热者，名曰风温。但余早已言及，此所谓灼热并非不得了之谓，其轻者将自已，其重者亦可以补治。惟窃意与其补治于后，宁早用葛根预防于前，故余之治小儿麻疹，葛根乃为第一味要药。回观本案赵先生方中，既用前胡、牛蒡、桔梗等开发之品，即可以代麻黄之司。故谓本方为桂枝汤加葛根加味，毋宁谓葛根汤加味，与余之方治乃密合无间也。

余用麻黄常由八分至二钱，用桂枝常由钱半至三钱，用葛根常由二钱至四钱。若吾师之用此三药，则更倍蓰于是。故三药之中，以葛根最为和平。奈何今之医尚多不敢下笔，徒知拾前人之唾余，曰葛根是阳明药，若邪未入阳明而早用之，将引邪入内，曰葛根竭胃汁，是可慨也。

曹颖甫曰：世之论者动称温病无主方，而《伤寒论》一书几疑为专治伤寒而设。不知越人言伤寒有五，温病即在其中。今姜生能于大论中发明葛根汤为太阳温病之主方，真能发前人所未发。盖葛根汤证与伤寒不同者，原以津液不足之故，故于桂枝汤中加麻黄而君葛根。中风证而津液不足者即用桂枝汤本方而加葛根。太阳标热内陷而下利者即用葛根芩连汤，以清热生津为主。盖人体中水分多于血分，则易从寒化，故藏于精者，春不病温。血分多于水分，则易从热化，故冬不藏精，春必病温。从寒化者，伤寒不愈，浸成痰饮，虽天时转阳，犹宜小青龙汤。从热化者，中风误治即成热病，为其津液少也。即此意以求之，则葛根为太阳温病主药，葛根汤为太阳温病主方，不益可信乎?

【赏析】

本案为曹公记载章次公弟子赵锡庠用葛根汤加味治愈一周岁女孩麻疹不

出之病。方中未用麻黄，以牛蒡、桔梗、前胡代之，此变通之法。然葛根为方中君药，切不可用他药取代。此为温病，奈何以伤寒方治之？一言以蔽之，姜佐景认为葛根汤乃治太阳温病之方，曹公深以为然。此学术之争鸣，对仲景学说的发展大有助益，宜提倡之。

白虎汤证其一

住三角街梅寄里屠人吴某之室，病起四五日，脉大身热，大汗，不谵语，不头痛，惟口中大渴。时方初夏，思食西瓜，家人不敢以应，乃延予诊。予曰：此白虎汤证也。随书方如下：

生石膏一两　肥知母八钱　生甘草三钱　洋参一钱　粳米一小杯

服后，渴稍解。知药不误，明日再服原方。至第三日，仍如是，惟较初诊时略安，本拟用犀角地黄汤，以其家寒，仍以白虎原剂，增石膏至二两，加赤芍一两、丹皮一两、生地一两、大小蓟五钱，并令买西瓜与食，二剂略安，五剂痊愈。

［**按**］本案方原为白虎加人参汤，却标作白虎汤证者，盖为求说解便利，示学者以大范故耳。石膏所以清热，人参所以养阴，养阴所以佐清热之不逮，同属于里，非若白虎加桂枝汤，桂枝加大黄汤之兼有表里者，故今姑一并及之。后人于白虎汤中加元参、生地、麦冬之属，即是人参之变味，不足异也。

【赏析】

白虎汤是仲景辛寒清热之主方，治疗伤寒、脉浮滑、表里俱热的阳明病。本案中曹氏察患者症见“脉大，身热，大汗”，知其里热炽盛，“不谵语，不头痛”，当不属热犯心包或热结阳明，“惟口中大渴”，津液大伤，辨为白虎汤证。服三剂后稍解，犹恐热入血分，调重石膏用量，加入清热凉血之品，五剂痊愈。病案记录精详，用药得当。

白虎汤证其二

江阴缪姓女，予族侄子良妇也，自江阴来上海，居小西门寓所，偶受风寒，恶风自汗，脉浮，两太阳穴痛，投以轻剂桂枝汤，计桂枝二钱、芍药三钱、甘草一钱、生姜二片、大枣三枚。汗出，头痛瘥，寒热亦止。不料一日后，忽又发热，脉转大，身烦乱，因与白虎汤。

生石膏八钱　知母五钱　生草三钱　粳米一撮

服后，病如故。次日，又服白虎汤，孰知身热更高，烦躁更甚，大渴引饮，汗出如浆。又增重药量，为：

石膏二两，知母一两，生草五钱，粳米二杯，并加鲜生地二两、天花粉一两、大小蓟各五钱、丹皮五钱。

令以大锅煎汁，口渴即饮。共饮三大碗，神志略清，头不痛，壮热退，并能自起大小便。尽剂后，烦躁亦安，口渴大减，翌日停服。至第三日，热又发，且加剧，周身骨节疼痛，思饮冰凉之品，夜中令其子取自来水饮之，尽一桶。因思此证乍发乍止，发则加剧，热又不退，证大可疑。适余子湘人在，曰：论证情，确系白虎，其势盛，则用药亦宜加重。第就白虎汤原方，加石膏至八两，余仍其旧。仍以大锅煎汁冷饮。服后，大汗如注，湿透衣襟，诸恙悉除，不复发。惟大便不行，用麻仁丸二钱，芒硝汤送下，一剂而瘥。

［**按**］白虎汤证有由直中天时之热而起者，有由自身积热而起者，若前案所引是也。有非直起于热，而由寒化热者，即由桂枝汤证转为白虎汤证者，若本案所言是也。仲圣曰："服桂枝汤，大汗出后，大烦渴不解，脉洪大者，白虎加人参汤主之。"是即由寒化热之明证。本条之意若曰：有患桂枝汤证者于此，医者认证不误，予以桂枝汤。服汤已，应热退病除，但病者忽大汗出后，反大烦渴不解，脉且转为洪大。是盖其人素有蕴热，因药引起，或药量过剂所致，但勿惧，可以白虎加人参汤一剂愈之。其属有蕴热者可以顺便除之，其属药量过剂者，此即补救法也。本条即示桂枝汤证化为白虎汤证之一例。

人多以桂枝、麻黄二汤齐称，我今且撇开麻黄，而以白虎合桂枝二汤并论之。余曰：桂枝汤为温和肠胃（若以其重要言，当曰胃肠）之方，白虎汤则为凉和肠胃之方。桂枝证之肠胃失之过寒，故当温之，温之则能和。白虎证之肠胃失之过热，故当凉之，凉之则亦能和。和者，平也，犹今人所谓水平，或标准也。失此标准则病，故曰太过等于不及，犹言其病一也。桂枝汤证肠胃之虚寒，或由于病者素体积弱使然，或由于偶受风寒使然，或更合二因而兼有之。白虎汤证肠胃之实热，容吾重复言之，或由于病者素体积热使然，或由于由寒化热使然，或竟由直受热邪使然，或竟合诸因而兼有之。来路不一，症状参差，而医者予以方，求其和则同。方药不一，而方意则同。桂枝汤有桂芍以激血，生姜以止呕，同是温胃。白虎汤之石膏、知母同是凉胃。大枣免胃液之伤，粳米求胃津之凝。余下甘草一味，同是和肠，防其下传。两相对勘，一无遁形。

吾师治白虎汤证之直起于热者，用白虎汤，治白虎汤证之由寒化热者，亦用白虎汤。无所谓伤寒，无所渭温热，是乃仲圣之正传。乃温热家硬欲分伤寒温热为尔我彼此，明由寒化热者是伤寒，由热直起者是温热。然则治伤寒之白虎汤证用白虎汤，治温热之白虎汤证，曷不用其他神汤妙药，而终不脱石膏、知母耶？是故温热伤寒之争，甚无谓也。

【赏析】

本案患者起病于桂枝汤证，服后“汗出，头痛瘥，寒热亦止”，可知太阳病已尽。一日后，“忽又发热，脉转大，身烦乱”，此为太阳转属阳明证。曹氏投以白虎汤，察患者“服后，病如故。次日，又服白虎汤，孰知身热更高，烦躁更甚，大渴引饮，汗出如浆”。便增重石膏至二两，加入清热凉血之品，病势得缓。但间隔三日后，患者“热又发，且加剧”，曹氏虽“思此证乍发乍止，发则加剧，热又不迟，证大可疑”，但和其子论析证情，确认此乃热势较盛之白虎汤证，故“就白虎汤原方，加石膏至八两，余仍其旧”，终至奏效而病愈不复发。

本案曹氏虽辨证准确，但病势燥热过亢，治疗药物剂量过轻，所谓小剂白虎，难平炎炎之势，故而揆度再三，改投大剂白虎汤，石膏重用至八两，方降病势。因此，临床应用白虎汤，辨证准确的同时，还要视病势轻重，药量大小之进退得当，才能提高疗效。

白虎汤证其三（附列门人治验）

友人郁祖安君之女公子，方三龄，患消渴病。每夜须大饮十余次，每饮且二大杯，勿与之，则吵闹不休，小便之多亦如之，大便不行，脉数，别无所苦。时方炎夏，尝受治于某保险公司之西医，盖友人也。

逐日用灌肠法，大便方下，否则不下。医诫勿与多饮，此乃事实上所绝不可能者。累治多日，迄无一效。余诊之，曰：是白虎汤证也。方与：

生石膏四钱　知母二钱　生草钱半　粳米一撮

加其他生津止渴之品，如洋参、花粉、茅根之属，五剂而病痊。

顾余热未楚，孩又不肯服药，遂止服。

越五日，旧恙复发，仍与原方加减，连服十五日，方告痊愈，口不渴，而二便如常。先后计服石膏达半斤之谱。

【赏析】

本病案患儿多饮，大便不行。某西医逐日用灌肠法对症治疗，“累治多日，迄无一效”。曹氏辨为白虎汤证，投以小量白虎汤，酌加益胃生津之品，调护痊愈。辨证论治是中医的特点和精髓，不头疼医头、脚疼医脚，治病求本，辨病和辨证相结合，是中医学整体医学的优势。

曹氏门人姜佐景对此病案按曰：“见其大便不通，而用灌肠法，是为西医之对症疗法；辨其脉数口渴，而用白虎汤，是为中医之脉证治法。对症疗法求疗不疗，脉证治法不治自治，此乃中西医高下之分。”其论见解颇为妥当。

麻黄杏仁甘草石膏汤证其一

钟右，住圣母院路。

初诊：十一月初三日。

伤寒七日，发热无汗，微恶寒，一身尽疼，咯痰不畅，肺气闭塞使然也。痰色黄，中已化热，宜麻黄杏仁甘草石膏汤加浮萍。

净麻黄三钱　光杏仁五钱　生石膏四钱　青黛四分，同打　生草三钱　浮萍三钱

[按] 据史惠甫师兄言，钟姓少妇先因外出探望其父病，心滋忧戚，归途白雪纷飞，到家即病。曾经中西医师杂治未痊，又因身怀六甲，家人忧惧万分。耳师名，叩请出诊，惠甫兄随侍焉。初诊时，病者面赤气喘，频频呼痛，腹部尤甚，按脉浮紧。师谓此证易治，不足忧，径疏本方。

二诊：十一月初四日。

昨进麻杏甘石汤加浮萍，汗泄而热稍除，惟咳嗽咯痰不畅，引胸腹而俱痛，脉仍浮紧，仍宜前法以泄之。

净麻黄三钱五分　生甘草二钱　生石膏六钱　薄荷末一钱，同打　光杏仁四钱　苦桔梗五钱　生苡仁一两　中川朴二钱　苏叶五钱

[按] 据史惠甫兄言，二诊时患者已能与师对语，神情爽适，不若初诊时之但呼痛矣。稔知服药后，微汗出，一身尽疼者悉除。惟于咳嗽时，胸腹部尚觉牵痛耳。师谓本可一剂痊愈，适值天时阴雨，故稍缠绵，乃加苡仁、厚朴、苏叶等与之。

自服第二方后，又出微汗，身热全除，但胸背腹部尚有微痛，游移不居。又越一日，病乃全瘥，起床如常人。

【赏析】

“发热无汗，微恶寒，一身尽疼，咯痰不畅，肺气闭塞使然也。痰色黄，中已化热，宜麻杏甘石汤加浮萍。”其门人姜佐景按语补述该病者已身怀六

甲，于雪天感寒后，除上述症状外，尚有面赤气喘、频呼腹痛、脉浮紧，径予上方，病稍愈，咳嗽痰阻，腹痛，脉浮紧如前，乃去浮萍，加薄荷、桔梗、生苡仁、厚朴、苏叶，继续宣表和中而获愈。按麻杏甘石汤证，当系表邪未解，热已传入气分，肺闭喘咳不止，或小儿麻疹早期变证，选用每效。盖此为通治肺经热病之总方，近世有于方中加鱼腥草一味，适应于急性肺部炎症。《经方实验录》介绍其门人应用本方，亦能匠心独运，善于化裁，其治喉蛾肿痛，即不强调用经方，而仿效辛凉甘润之法，以薄荷、蝉衣、牛蒡、桔梗、僵蚕清咽透表；桑叶、连翘、芦根、马勃解毒除热，是师其意而不用其方，也收到异曲同功之妙。

本案为伤寒病不解，肺气壅遏化热证。患者发热无汗，微恶寒，一身尽疼，似麻黄汤证。但麻黄汤证无痰色黄、咯痰不畅等症。本案辨证关键，在于痰色黄，盖痰黄为里热之征，因里热重于表寒，故用麻杏甘石汤加味，以清里热宣肺气。由于发热无汗，微恶寒，一身尽疼，故又加辛寒之浮萍，佐麻黄以解热，则其力更优也。太阳病桂枝证，汗后表证仍在，可再与桂枝汤，但发汗后，亦有不可更行桂枝汤者，如《伤寒论》云："发汗后，不可更行桂枝汤，汗出而喘，无大热者，可与麻黄杏仁甘草石膏汤。"于此可见，本方为发汗后邪热留肺作喘治法。方用麻黄汤去桂枝加石膏而成。麻黄辛温，开泄肺气；石膏辛寒，直清里热；杏仁苦温，降气平喘；甘草甘温，甘缓和中。肺中之邪，非麻黄不能发，寒郁之热，非石膏不能清，甘草不特救肺之困，又以缓石膏之悍，使不伤胃气。四味配合，共奏宣肺清热之功。有疑有汗用麻黄、无大热用石膏者，要知麻黄发汗，合桂枝而其效更显，不合桂枝而合杏仁，则仅能治喘咳与水气。至于无大热，为表无大热，而非里无大热，汗出而喘，正是肺热甚重也。或疑汗出而喘用麻黄，岂不犯有汗不得用麻黄之忌？然果无汗而喘用石膏，又岂不犯无汗不得用石膏之忌？不知原本汗出，乃承上发汗字来，正谓既汗出，后有此喘，仍是汗出不畅，故可与无汗而喘之青龙证同一治法，本案病机，亦复如是，故于麻杏甘石汤中，更加浮萍即此意也。

麻黄杏仁甘草石膏汤证其二

冯衡荪，嵩山路萼庐帐房。十月廿九日始而恶寒，发热，无汗，一身尽痛。发热必在暮夜，其病属营，而恶寒发热无汗，则其病属卫，加以咳而咽痛，当由肺热为表寒所束，正以开表为宜。

净麻黄三钱　光杏仁四钱　生石膏五钱　青黛四分，同打　生甘草二钱　浮萍三钱

［按］本案脉案中所谓营卫，盖本《内经》“营气夜行于阳、昼行于阴，卫气昼行于阳、夜行于阴”之说。余则谓“本案乃麻黄汤证化热而为麻杏甘石汤证耳”。观其恶寒发热、无汗身疼，非麻黄汤证而何？观其咳而咽痛，非由寒邪化热、热邪灼津而何？方依证转，病随药除。

桂枝汤证，或以服药故，或以病能自然传变故，可一变而为白虎汤证。同理，麻黄汤证可一变而为麻杏甘石汤证。此可证之以大论。曰：“发汗后不可更行桂枝汤，汗出而喘，无大热者，可与麻黄杏仁甘草石膏汤。”此言本属麻黄汤证，予麻黄汤发汗，孰知药剂太重，竟致肺部转热，虽汗出，而仍喘。浅人无知，见无汗变为有汗，疑麻黄汤证转为桂枝汤证。初不知身无大热，热反聚于肺脏，而肺脏之邪，并非传于肠胃也。经文俱在，可以覆按。

余前谓白虎汤为桂枝汤之反面，今当续曰：麻杏甘石汤为麻黄汤之反面。此说当更易明了。何者？二汤中三味相同，所异者，一为桂枝，一为石膏。而后知麻黄汤证为寒实，麻杏甘石汤证为热实。攻实虽同，寒热不一。麻黄汤证有喘，麻杏甘石汤证亦有喘。其喘虽同，而其喘之因不一。喘为肺闭，而其所以闭之因不一。人当健时，肺都寒温调匀，启阖合度，无所谓闭。及其受寒则闭，受热则亦闭。闭者当开，故均用麻杏以开之，甘草以和之，而以桂枝、石膏治其原。于是因寒而闭者开，因热而闭者亦开，仲圣制方之旨，于焉大明！

【赏析】

本案疾病发生了传变。“始而恶寒，发热，无汗，一身尽痛”，证属太阳

伤寒，故“恶寒发热无汗”，然其证复见“咳而咽痛”，因此判断其证已表寒内传入肺，“肺热为表寒所束”，治以麻黄杏仁甘草石膏汤为主方。本案的辨证重点在于两个方面，一是明确了其发病原因，源于外感风寒；二是证候表现以“咳而咽痛”为辨证眼目，反映了内热的特征。

此外，本案后所述“桂枝汤证，或以服药故，或以病能自然传变故，可一变而为白虎汤证”。当参《伤寒论》第25条“服桂枝汤，大汗出，脉洪大者，与桂枝汤，如前法”及第26条“服桂枝汤，大汗出后，大烦渴不解，脉洪大者，白虎加人参汤主之”，进行比较分析，关键在于后者文中一个“后”，提示已汗出津伤的病机。

至于麻黄汤证可一变而为麻杏甘石汤证，其病机演变是因寒邪郁闭，卫阳被阻，郁而不发，久而化热，内犯于肺所致，勿庸赘述。案中对麻杏甘石汤与麻黄汤之鉴别，“二汤中三味相同（麻黄、杏仁、甘草），所异者，一为桂枝，一为石膏。而后知麻黄汤证为寒实，麻杏甘石汤证为热实。攻实虽同，寒热不一”。“麻黄汤证有喘，麻杏甘石汤证亦有喘。其喘虽同，而其喘之因不一。”“喘为肺闭，及其受寒则闭，受热则亦闭。闭者当开，故均用麻杏以开之，甘草以和之，而以桂枝石膏治其原。于是因寒而闭者开，因热而闭者亦开。”论述尤为精当，当仔细回味。

麻黄杏仁甘草石膏汤证其三（附列门人治验）

前年三月间，朱锡基家一女婢病发热，请诊治。予轻剂透发，次日热更甚，未见疹点。续与透发，三日病加剧，群指谓猩红热，当急送传染病医院受治。锡基之房东尤恐惧，怂恿最力。锡基不能决，请予毅然用方。予允之。细察病者痧已发而不畅，咽喉肿痛，有白腐意，喘声大作，呼吸困难不堪，咯痰不出，身热胸闷，目不能张视，烦躁不得眠，此实烂喉痧之危候，当与：

净麻黄钱半　生石膏五钱　光杏仁四钱　生草一钱

略加芦根、竹茹、蝉衣、蚤休等，透发清热化痰之品。服后，即得安睡，痧齐发而明，喉痛渐除。续与调理，三日痊愈。事后婢女叩谢曰：前我病剧之时，服药（指本方）之后，凉爽万分，不知如何快适云。

[按] 夫麻疹以透净为吉，内伏为凶，尽人所知也，而透之之法却有辨别。盖痧毒内伏，须随汗液乃能外出。而汗液寄汗腺之内，须随身热乃能外泌。故痧前之身热乃应有之现象。惟此种身热亦有一定之标准，过低固不可，过高亦不佳。事实上过高者少，过低者多。故用药宜偏于温，万不可滥用凉剂以遏之。及痧毒正发之时，小儿身热往往过度，与未发前成反比。不知身热过重又妨痧毒之外透。此时热迫肺部则喘急，热蒸汗腺则汗出，热灼心君则神昏，热熏痰浊则干咳，此为麻杏甘石之的证，重剂投之，百发百中，又岂平淡之药所能及哉？

疹病之兼喉病者，中医谓之烂喉痧，西医称之曰猩红热。丁甘仁先生擅治此病，其治法大意，略曰喉痧当以痧为本，以喉为标，但求痧透，则喉自愈，可谓要言不繁。而本汤之治喉痧所以得特效者，即此故也。

本汤条文曰："发汗后（又曰下后）不可更行桂枝汤，汗出而喘，无大热者，可与麻黄杏仁甘草石膏汤"云云。而或者欲易之为无汗而喘，大热者。不知麻黄汤证，由或未发热进为发热，其证势为由郁而发。麻杏甘石汤证，由身大热转为身无大热，其证势为由表入里。惟其逐渐由表入里，由寒化热，故无汗渐转为汗出。独其喘则必不除。然后知"热喘"二字实为本汤之主证。得此一隅，庶几三反。而经文何必涂改之耶！

【赏析】

本案为急性传染病烂喉痧症。患者因疹子发而不畅，呼吸困难不堪，肺气之壅遏极为严重。其病理机制，与麻杏甘石汤之治汗出而喘，肺气壅遏不利，殊无二致，故用本汤加味，清热宣肺气，以救入里之热。方加芦根之甘寒，以清肺胃之热；竹茹之甘寒，以清痰热；蝉衣之咸寒，以解热镇痉；蚤休之苦寒，以清热解毒、化痰平喘。故服后痧子出齐，喉痛减轻，病得以愈。本方凡咽喉肿痛，因于风火者，亦可使用。此外，麻疹不透，热毒内陷，迫肺喘闷者，服之可使麻疹透发于外，热解喘平。麻杏甘石汤为解表清里定喘之大辛凉剂，其清肺热、宣肺气之力非他方所及，故能应手生效。

麻杏甘石汤《伤寒论》本为汗后热邪迫肺作喘而设，今用以治烂喉痧获效，说明《伤寒论》的方剂不仅伤寒宜之，同时也适用于温病、瘟疫等病证，关键在于辨证正确，投剂恰当。

麻杏甘石汤治疗麻疹闭证之因，盖麻出于肺，宜透不宜闭，闭则火毒内攻，每致喘闷而殆。麻杏甘石汤功擅宣肺清热，能使闭开热透，于此等危证，多有效验。

麻黄杏仁甘草石膏汤证其四（附列门人治验）

王左，乳蛾双发，红肿疼痛，妨于咽饮，身热，微微恶风，二便尚自可，脉微数，舌微绛，宜辛凉甘润法。

薄荷一钱，后下　杏仁三钱　连翘二钱　象贝三钱　桑叶二钱　生草钱半　赤芍二钱　蝉衣一钱　僵蚕三钱，炙　桔梗一钱　马勃八分　牛蒡二钱　活芦根一尺，去节

另用玉钥匙吹喉中。

［**按**］当九、十月燥气当令之时，喉病常多，其轻者但觉喉中梗梗然妨于咽饮，其略重者则咽喉两关发为乳蛾，红肿如桃。西医称此为扁桃腺肿，但须照上列方随意加减，可以一剂知，二剂已。蛾退之后，悉如常态。至若乳蛾渐由红肿而化白腐，或生白点，可加玄参一味以治之，其效如神。若更由白腐而化脓，乃可用刺法，使脓出亦愈。然使早用辛凉甘润，必不至如此地步，此辛凉甘润法之所以可贵也。

有一派喉科医生治喉，喜用苦寒之药，如板蓝根、川连、地丁、人中黄之属。服后，虽可暂折邪气，每致郁而不宣，牵延时日，甚或转变重症，至堪危虑。凡患乳蛾因服苦寒药不解，续进辛凉甘润药者，则见效必较缓，甚或初剂二剂竟毫不见效，余试之屡矣。

又有一派医生治喉，喜用重腻育阴之药，如生地、麦冬、石斛、沙参之属，竟重用至八钱一两者。以此治乳娥，亦不能速愈。

友人谢君维岐籍隶吴县，患喉痛小恙，名医与以育阴重剂，多费而少效。余卒用辛凉轻剂，一服见功，二服痊愈，此辛凉甘润法之所以可贵也。辛凉甘润乃仲圣大法，温热家不过伸言之耳。

叶氏《幼科医案》曰："春月暴暖忽冷，先受温邪，继为冷束，咳嗽痰喘最多。……夫轻为咳，重为喘，喘急则鼻煽胸挺。"此实麻杏甘石汤之的证，使及时投以麻杏甘石汤重剂，则药到病除，何致有逆传心包之危？依佐景临床所得，本汤证以小儿患者居多，且多发在冬春之间，与夫白虎加桂枝汤证之多发于夏日及大人者，悉相反，与叶氏所言颇合，是叶氏乃明知麻杏甘石汤者也。

吴氏鞠通亦知之，故虽在《条辨》上焦、中焦二篇隐而不言，及在下焦篇第四十八条，即不复藏匿。曰："喘，咳，息促，吐稀涎，脉洪数，右大于左，喉哑，是为热饮，麻杏甘石汤主之。"然则温热诸家果能识宜施用辛凉甘润法之麻杏甘石汤证，并即以为基础，更从而变化之，扩充之，欲自成为广义之温病学说，实无疑义。惜乎不肯道破根源耳。故余敢作公平之论，曰：温热家立说并非不可，时方轻方并非全不可用，但当明其与伤寒经方间之师承贯通处，然后师经方之法，不妨用时方之药，且用之必更神验，此为亲历之事实，所可忠告于同仁者也。

【赏析】

案中"王左，乳蛾双发，红肿疼痛，妨于咽饮，身热，微微恶风，二便尚自可，脉微数，舌微绛，宜辛凉甘润法"。推症测病，从"乳蛾双发，红肿疼痛，妨于咽饮，身热"，需以辛凉甘润为大法，随意加减，可以一剂知，二剂已。既价廉，又快速。若发病初期即使用辛凉甘润法，还可以预防扁桃体成脓。故又指出："余卒用辛凉轻剂，一服见功，二服痊愈"记载。由是可解作者推崇辛凉甘润法之心。考其医理，解表、清热、润燥而已。此后"麻杏甘石汤证”中认为，麻杏甘石汤证为麻黄汤证之反面，所治不过“热实”二字。据此，辛凉甘润法治疗乳蛾有理有据。针对苦寒为治和滋阴为治乳蛾的时弊，本案提出：苦寒为治，虽能暂时取效，但易致郁而不宣，容易迁延，还会导致辛凉甘润法起效缓慢；滋阴为治，易因滋腻困邪而不易见效。

葛根黄连黄芩汤证其一（附列门人治验）

李孩，疹发未畅，下利而臭，日行二十余次，舌质绛，而苔白腐，唇干，目赤，脉数，寐不安，宜葛根芩连汤加味。

粉葛根六钱　细川连一钱　淮山药五钱　生甘草三钱　淡黄芩二钱　天花粉六钱　升麻钱半

［按］李孩服后，其利渐稀，痧透有增无减，逐渐调理而安。湘人师兄亦在红十字会医院，屡遇小孩发麻疹时下利，必治以本汤，良佳。又有溏泄发于疹后者，亦可以推治。

麻疹之利属于热者，常十居七八，属于寒者，十不过二三，故宜于葛根芩连汤者十常七八，宜于理中汤或桂枝人参汤者十不过二三。一或不慎，误投汤药，祸乃立至，可不畏哉！今人每以葛根芩连汤证之利为协热利，实则葛根芩连汤证之利虽属热性，仲圣并未称之为协热利，至桂枝人参汤证之寒性利，反称之为协热而利。盖协热者，犹言挟表热也，此不可不知。

太阳病，当解表，若不予解表，而用治阳明法以下之，则变证。但或从寒化，或从热化，每无定局。正气盛者多从热化，正气衰者则从寒化。仲圣云：“太阳病，外证未除，而数下之，遂协热而利，利下不止，心下痞硬，表里不解者，桂枝人参汤主之。”此从寒化之例也。又曰：“太阳病，桂枝证，医反下之，利遂不止，脉促者，表未解也，喘而汗出者，葛根黄连黄芩汤主之。”此从热化之例也。

本条有余意，有省文，若欲知其详，而不嫌辞赘者，可在“也”字下，加“宜葛根汤，若利不止”诸字样，则经旨明矣。意谓桂枝汤证因下伤津，利不止亦伤津，而脉促近于浮，为表未解，故宜葛根汤，以解其表，而养其津。若表解之后，内热甚炽，肺受热灼而喘，汗受热蒸而出者，当用葛根芩连汤以直折之。

余前谓桂枝汤证化热，则为白虎汤证；麻黄汤证化热，则为麻杏甘石汤证，今当续为之说，曰葛根汤证化热则为葛根芩连汤证。征之于临床，考之于经文，历历不爽。

曹颖甫曰：表未解者，必不汗出，盖利不止而脉促为表未解。表未解者，宜葛根汤。利不止而喘汗，为表病入里，则宜葛根芩连汤。脉促为脉紧变文，前于《伤寒发微》中已略申其旨。固知葛根芩连汤惟已经化热者宜之耳。惟其化热者宜之，而舌苔白腐，唇干目赤，乃无乎不宜，不惟热利为然也。

【赏析】

本案为疹发未畅，而兼下利之证。患孩麻疹下利，疹发未畅，与太阳病桂枝证，医反下之，邪陷阳明之热利病机相符。《伤寒论》云："太阳病，桂枝证，医反下之，利遂不止，脉促者，表未解也，喘而汗出者，葛根黄芩黄连汤主之。"葛根芩连汤原为太阳病邪陷阳明之解表清里方，然误下邪陷于里者十之七，而留于表者十之三，其病为表里并受之证，其方为表里两解之方。患孩服本方而愈，亦表里两解法也。方加升麻者，以其味辛，性微寒，葛根得之，透疹解表之力更强也；加花粉者，以其性寒，味酸甘，生津润燥也；加山药者，以其味甘，性微温，甘淡养脾益气，以防芩连苦寒伤胃也。

葛根黄连黄芩汤证其二（附列门人治验）

孙宝宝，住厅西路。

初诊：满舌生疮，环唇纹裂，不能吮饮，饮则痛哭，身热，溲少，脉洪而数，常烦躁不安，大便自可，拟葛根芩连汤加味。

粉葛根四钱　淡黄芩钱半　小川连六分　生甘草三钱　灯心三扎　活芦根一尺

[按] 孙君维翰，友人也。其小公子未二龄，甚活泼可爱，体肥硕，肖其父。每患微恙，余必愈之。顾以事繁，常无暇面诊，有时仅凭孙君之陈述而疏方焉。一日，孙君又言其孩身热、咳嗽、口渴、不安云云，当遥拟辛凉轻剂与之。服之二日，不瘥反剧。谓口舌生疮矣。当请面诊，允之。细察之下，乃知本为葛根汤证，今乃化热进而为葛根芩连汤证矣。葛根汤证何以化热变剧？盖辛凉轻剂不胜重任故也。孙孩服此之后，将一剂而愈乎？曰：不然。次日，其病不增不减，仅维原状而已。

二诊：口疮，投葛根芩连汤，不见大效，宜进一步，合承气法。

粉葛根四钱　细川连八分　生川军二钱　生甘草三钱　淡黄芩钱半　枳实钱半　玄明粉钱半，分冲

[按] 又次日，孙君来告，此方之效乃无出其右，服后一小时许，能饮水而不作痛状，夜寐甚安。越宿醒来，舌疮大退，肯吮乳。嘱减量再服，遂愈。乃知大黄内服，却胜冰硼外搽，因此散我固曾用于二三日前也。

葛根汤证化热，为葛根芩连汤证；葛根芩连汤证化热，则为承气汤证。我因失治缓治于先，故补治急治于后，不待其大便闭结，而乘其即将闭结，预用硝黄以图之，此急治补治之说也。然设使我能及时重用葛根芩连，又何需乎硝黄？我能及时重用葛根汤，又何需乎芩连？溯本穷源，为医者不当若是乎？

昔我治一妇人，舌尖下发一白点，渐内蚀，饮食辄痛，不能触咸味，尤不可碰热菜。我曰：此属热，宜师白虎汤，服石膏。妇服之数日，腐点不动，而胃纳反差。闻人言，服黄连可效，竟一剂而愈。我乃恍然若闻道：知葛根芩连汤与白虎汤本属并肩，各有主治，不容混淆，设使互易为治，必两不奏功。

曹颖甫曰：葛根芩连汤既为化热而设，服之不效，肠胃燥实即为热病之结果，故佐景谓合承气法为进一步也。

【赏析】

患孩满舌生疮，环唇纹裂，身热尿少，烦躁不安，脉洪而数，此为阳明阳邪成实之证。阳明之有葛根芩连汤，犹太阳之有大青龙，少阳之有小柴胡。

太阳以麻桂解表，石膏清里。少阳以柴胡解表，黄芩清里。阳明则以葛根解表，芩连清里，芩连之苦，不独可升可降，且合苦以坚之之义，坚毛窍可以止汗，坚肠胃可以止利。所以，此汤又治下利不止之证。故凡属阳明病之里热腹泻证、风火上炎之目赤证，均可用以施治。本方加灯心者，以其性微寒，味甘淡，能清热利尿也；加芦根者，以其味甘性寒，善清胃热也，故病孩口疮服之而愈。

葛根黄连黄芩汤证其三

徐左，美亚十厂。六月十二日小便已，阴疼，此本大肠燥气，熏灼膀胱，《伤寒论》所谓宜大承气汤之证也。而治之不当，服某种丸药，以致大便日滞，小便转数，阴疼如故，足腿酸，上及背脊俱酸。而胃纳不减者，阳明燥气用事也。阙上略痛，阳明余热为病也。右脉滑大，仍宜大承气汤。惟虚者不可重虚，姑宜葛根芩连汤加绿豆，以清下陷之热，而兼消丸药之毒。

葛根一两五钱　淡芩三钱　川连一钱　绿豆一两　生草一钱

[**按**] 吾师所谓小便已阴疼，立大承气汤者，义详《伤寒发微》。本汤之加绿豆，与葛根汤之加粳米，有异曲同工之妙。

本证当用大承气汤，以其虚，故退一步用葛根芩连汤。前案，以其实，故进一步合承气法。能进者病以速愈，能退者疾乃无危。夫进退之法，兵家之事也，今吾于医术亦云，且凡百证治皆然，第于本案发之。

曹颖甫曰：予用此方不过因热利而设，初未尝有退一步想，然亦何尝非退一步想也。小便已阴疼，原属当下之证，设非先经妄下，何至不用硝黄。比与佐景加硝黄于本方中者适得其反。固知治病用药，当观其通，墨守成方，直土木偶人耳。

【赏析】

葛根芩连汤，仲景原为治太阳病误下，利不止而脉促，表证未解，喘而汗出者所设。本篇所列治例三则：一为李孩麻疹未透，下利而臭，日行二十余次，舌质绛而苔白腐，唇干，目赤，脉数，寐不安。是表邪已从热化，正气将伤，故用本方加怀山药、天花粉、升麻于清热解表药中，兼养脾阴。其次为孙孩患口疮，脉洪数，烦躁，本方加灯心、芦根，或合承气攻下，以清表里上下之热。另一例徐某为小便已，阴疼，大便日滞，阳明燥气用事，则加绿豆解其热毒。用方进退，均较得体。

大承气汤证其一

方左，病延二候，阙上痛，渴饮，大便八日不行，脉实，虽今见心痛彻背，要以大承气汤主治。

生川军四钱，后入　小枳实四钱　中川朴一钱　芒硝二钱，后入　全瓜蒌五钱

拙巢注：下后胸膈顿宽，惟余邪未尽，头尚晕，乃去硝黄，再剂投之，即愈。

［**按**］大论曰："问曰：阳明病外证云何？答曰：身热，汗自出，不恶寒，反恶热也。"此概统白虎承气而言之。若求大承气汤之全部症状，当为：一，大便不行，腹痛拒按，此以胃中有燥矢故也。二，阙上痛。《内经》以阙上属喉间病，此概以气色言之，若阳明燥气上冲及脑，则阙上必痛，其不甚者则但胀耳。三，右髀有筋牵掣，右膝外旁痛，此为吾师所独验而得之者。四，脉洪大而实，然亦有迟者。五，日晡潮热。他若舌苔黄燥厚腻，大渴引冷，当在应有之例。然此不过言其常耳，若下列诸案所引，则其变也，知常知变，乃可与言大道。

吾师善用诸承气汤，历年治阳明实证，十九痊愈。吾师之用药也，麻桂膏黄，柴芩姜附，悉随其证而定之，绝不似世之名家，偏凉偏热，以执一为能事者。余敢曰：凡仲圣所称某某汤主之云者，此皆一剂知、二剂已之方也，倘能药量适合，则一帖愈病，原属平淡无奇之事，安足怪者？而《伤寒论》中之阳明病占全书篇幅四之一，于承气汤尤反复推论，其详备明确远出三阴诸方之上，然则硝黄之用，

复有何疑者？阅者能明此旨，是为知吾师者，是为知仲圣者。

【赏析】

阳明胃家实之证，曹氏及其门人对其证候已有论述。包括“舌苔黄燥，大渴饮冷，中脘痛而拒按，阙上痛（《内经》以阙上属喉间病，此以气色言之也，若阳明燥气随经上入于胁，则阙上必痛，此予门人慎轩验之）、右髀有筋牵掣右膝外兼痛（一为予亲验得之），皆胃家实之明证也”。并分析了其产生的原因在于，“阳明之热，结于中脘，则为燥屎；结于大肠，则右髀筋缩牵掣右膝外兼而不良于行。由中脘上熏于脑，则阙上痛，甚则满头皆痛。凡此皆实热为病”。诸如“阙上痛”“右髀有筋牵掣，右膝外旁痛”等临床表现，若非医家细心观察，何能了然于胸？当然，阳明腑实证，投以大承气汤，仍要以“大便不行，腹痛拒按”“脉洪大而实，然亦有迟者”“日晡潮热”等为辨证关键。

大承气汤证其二

若华，忽病头痛，干呕，服吴茱萸汤，痛益甚，眠则稍轻，坐则满头剧痛，咳嗽引腹中痛，按之，则益不可忍，身无热，脉微弱，但恶见火光，口中燥，不类阳明腑实症状。盖病不专系肠中，而所重在脑，此张隐庵所谓阳明悍热之气上循入脑之证也。按即西医所谓脑膜炎之类。及其身无热、脉微弱之时，而急下之，所谓釜底抽薪也。若身有大热，脉大而实，然后论治，晚矣。

生川军三钱　芒硝三钱　枳实四钱　厚朴一钱

［按］若华女士服本方后约三小时，即下，所下非燥矢，盖水浊也，而恙乃悉除，不须再诊。是时，余按日从师受课，故知之稔。

夫满头剧痛，病所在脑也。一下而愈，病源在肠也。合而言之，所谓上病下取，治求其本也。盖肠中既燥，胃居其上，声气互通，乃亦化热。胃有神经上通于脑，辗转相传。脑神经受热熏灼，故发为满头剧痛。抑又肠胃燥实者，周身血液亦必随之化热，其敷陈血管壁间之诸神经，自受同一之影响。

而脑部为全身神经之总汇，枢机重要，所系更巨，故非特满头剧痛，甚则神昏谵语，发狂喜妄。

考之抵当汤证有发狂之象，桃核承气汤证有如狂之状，此皆血热影响于脑神经之明证。故用药总不离乎硝黄，无非脱胎于承气汤，深足长思也。然肠热有易犯脑者，有不易犯脑者，则其人之神经脆弱与否殊为一大主因，要以脆弱者易被犯，如本案所载者是，其理极显。又小儿神经脆弱，故惊厥之病特多。

曹颖甫曰：阳明证之头痛，其始则在阙上，甚则满头皆痛，不独承气汤证有之，即白虎汤证亦有之。且阳明腑实证燥气上冲，多致脑中神经错乱，而见谵语头痛。或反在大便之后，无根之热毒上冒，如大便已、头卓然而痛可证也。惟肠中有湿热蕴蒸，其气易于犯脑，为水气易于流动，正如汤沸于下，蒸气已腾于上，不似燥矢之凝结必待下后而气乃上冲也。此证但下浊水，即可证明湿热之蕴蒸阳明。不然，目中不了了，无表里证，大便难，身微热者，何以法当急下乎？

【赏析】

头为诸阳之会，五脏六腑之清阳和气血等精华，均上会于此。六淫外袭上犯巅顶可致头痛，内伤诸疾或亦可致。本案为阳明头痛其始在阙上，甚则满头皆痛。满头剧痛，其病多在于脑。此案现其证，身虽无热，但坐则满头痛甚，咳引腹痛拒按；脉虽微弱，但恶见火光，口中燥，即所谓阳明悍热之气上循入脑为害。方用承气辈一下而愈，则说明其病本在阳明腑实，曹氏辨证之细腻、用方之胆识，颇堪临床借鉴。

大承气汤证其三

予尝诊江阴街肉庄吴姓妇人，病起已六七日，壮热，头汗出，脉大，便闭，七日未行，身不发黄，胸不结，腹不胀满，惟满头剧痛，不言语，眼张，瞳神不能瞬，人过其前，亦不能辨，证颇危重。余曰：目中不了了，睛不和，燥热上冲，此《阳明篇》三急下证之第一证也。不速治，病不可为矣。于是遂书大承气汤方与之。

大黄四钱　枳实三钱　川朴一钱　芒硝三钱

并嘱其家人速煎服之，竟一剂而愈。盖阳明燥气上冲巅顶，故头汗出，满头剧痛，神识不清，目不辨人，其势危在顷刻。今一剂而下，亦如釜底抽薪，泄去胃热，胃热一平，则上冲燥气因下无所继，随之俱下，故头目清明，病遂霍然。非若有宿食积滞，腹胀而痛，壮热谵语，必经数剂方能奏效，此缓急之所由分。是故无形之气与有形之积，宜加辨别，方不至临诊茫然也。

[**按**] 余尝见一男子病者，神志恍惚，四肢痉厥，左手按额上，右手按其阴器，两足相向弯曲而崛起。旁人虽用大力，不能使之直伸，目张而赤，近光则强闭，脉凌乱隐约，大便多日不行，数日来头痛，病起仅七八日，服药五六日，即至如此地步，据谓前曾宿娼患疮，外治而愈。余曰：此大承气证失治者也。顾口噤药不能下，侍者用简便法，纳甘油锭于其肛中，凡三次，毫无效验。惜无亲人作主，不能试胆导法。次日汗出、夜毙，是可悯也。

又一男子病者感病数日，腹中微痛，医以四逆散作汤与之，痛略瘥，而目中之不了了更显。与之言，半是半非，其夜即毙。

由上实验证之，目中不了了，睛不和，确为至危至急之候，虽伤寒不过六七日，无表里证，身但微热，大便但难而不结，即为实，当急下之，宜大承气汤。仲圣笔之于论，固甚明了也。果能治之得法，获效亦捷，如本案所示者是。

目中不了了，睛不和，即为脑病之外征。外见目疾，内实脑病，较之上案所言仅满头剧痛者，其病为更胜一筹，其情为更急一等，其方药分量当更重若干，而治无第二法门，舍大承气莫属也。虽然，大论又曰："伤寒，若吐，若下后，不解，不大便五六日，上至十余日，日晡所发潮热，不恶寒，独语，如见鬼状，若剧者，发则不识人，循衣摸床，惕而不安，微喘，直视，脉弦则生，涩者死。微者，但发热谵语者，大承气汤主之。"可见脑神经病至于不识人，至于独语如见鬼状，至于循衣摸床，至于脉涩，其微者大承气汤尚可得而主之，其剧者纵投本汤，亦无效矣。试推求其无效之故安在，曰：

大承气但能治肠热之病源，不能治神经之病所，病源虽去，而病所燎原之势已成，诸神经悉受烧灼，故外见种种恶状，卒致不救也。然则当此时也，将何药以救之乎？曰：有之，其惟羚羊角乎。《本草纲目》曰：“本品平肝舒筋、定风安魂、散血下风、辟恶解毒，治子痫痉疾”云云。所谓恶者、毒者，因热而生也；所谓肝者、筋者，即指神经也。热毒熏灼神经，则见痉挛抽搐，是即所谓肝风动阳。羚羊角能凉和神经，使之舒静，故用之得法合量，可以治大承气所不能治之证。他药如石决、钩藤、蝎尾、蜈蚣，皆可以为佐。

曹颖甫曰：恽铁樵治王鹿萍子脑膜炎，用羚羊角、犀角奏效，此王鹿萍子亲为予言之。证以佐景所言，益复可信。足见治危急之证，原有经方所不备，而借力于后贤之发明者，故治病贵具通识也。

【赏析】

本例属热病急证。患者已出现不语、眼张、瞳神不能瞬、目不辨人等候，显系阳明燥热上扰元神之府，为至危至急之证。曹氏果断地采用大承气苦寒下夺，釜底抽薪，使胃热下泄，无上冲巅顶之害，则头目清明，元神自复，病遂霍然而愈。

大承气汤证其四

陈姓少年，住无锡路矮屋，年十六，幼龄丧父，惟母是依，终岁勤劳，尚难一饱。适值新年，贩卖花爆，冀博微利。饮食失时，饥餐冷饭，更受风寒，遂病腹痛拒按，时时下利，色纯黑，身不热，脉滑大而口渴。家清寒，无力延医。经十余日，始来求诊。察其症状，知为积滞下利，遂疏大承气汤方，怜其贫也，并去厚朴。计：

大黄四钱　枳实四钱　芒硝二钱

书竟，谓其母曰：倘服后暴下更甚于前，厥疾可瘳。其母异曰：不止其利，反速其利，何也？余曰：服后自知。果一剂后，大下三次，均黑粪，干湿相杂，利止而愈。此《金匮》所谓宿食下利，当有所去，下之乃愈，宜大承气汤之例也。

［按］大论曰："少阴病，自利清水，色纯青，心下必痛，口干，咽燥者，急下之，宜大承气汤。"可以互证。《温疫论》曰："热结旁流者，以胃家实，内热壅闭，先大便闭结，续得下利，纯臭水，全然无粪，日三四度，或十余度，宜大承气汤，得结粪而利止。服汤不得结粪，仍下利，并臭水，及所进汤药，因大肠邪胜，失其传送之职，知邪犹在也，病必不减，宜更下之。"延陵吴又可先贤能言此，诚不愧为仲圣之入室弟子矣。

客曰：仲景论伤寒，又可论温疫，子乌可混而一之？曰：吁！是何言也？仲圣曰："观其脉症，知犯何逆，随证治之。"吾中医之长处，即在能识此证字，苟察病者所犯为大承气汤证，则投以大承气汤；所犯为四逆汤证，则投以四逆汤。服汤已，其效若响斯应，则其前病之何名，初可勿拘拘也。

【赏析】

本案"因饮食失时，饥餐冷饭，更受风寒，遂病腹痛拒按，时时下利，色纯黑，身不热，脉滑大而口渴"，察其症状，知为积滞下利，逐疏承气汤方，服一剂后，大下三次，均黑粪，干湿相杂，利止而愈。对于泄痢之证，医者常用固摄止泻之品。此案属阳明积热而致下痢腹痛，若用固摄之法，则积滞不去，有闭门留寇之嫌。用承气汤泻下热结，荡涤肠胃，邪尽则利自止。曹颖甫治以通因通用法，病邪在上者，用吐法使邪从上出；病邪在下者，用下法使邪从下去。曹颖甫此法即《内经》所谓"其高者，因而越之；其下者，引而竭之"治法的具体应用。临证之中常会遇到一些病证，用常规治法难以取效时，应当学会从反向思维，顺从疾病的假象，用反治法治疗，每可获奇效。

大承气汤证其五

《伤寒论》曰："厥应下之，而反发汗者，必口伤烂赤。"按寒郁于外，热伏于里，则其证当俟阳热渐回而下之，俾热邪从下部宣泄，而病愈矣。若发其汗，则胃中液涸，胆火生燥，乃一转为阳明热证，为口伤烂赤所由来。

此正与反汗出，而咽痛、喉痹者，同例。由其发之太过，而阳气上盛也。

此证余向在四明医院亲见之。其始病，余未之见，及余往诊，已满口烂赤。检其前方，则为最轻分量之桂枝汤，案中则言恶寒。夫病在太阳而用桂枝，虽不能定其确当与否，然犹相去不远。既而病转阳明，连服白虎汤五剂，前医以为不治。老友周肖彭嘱余同诊。问其状，昼则明了，暮则壮热，彻夜不得眠。夫营气夜行于阳，日暮发热属血分，昼明夜昏与妇人热入血室同。热入血室用桃核承气，则此证实以厥阴而兼阳明燥化。病者言经西医用泻盐下大便一次，则中夜略能安睡。诊其脉，沉滑有力。余因用大承气汤，日一剂，五日而热退。肖彭以酸枣仁汤善其后，七日而瘥。

[**按**] 大论曰："厥深者，热亦深；厥微者，热亦微。厥应下之，而反发汗者，必口伤烂赤。"今已口伤烂赤，考其原，咎在发汗，则更应下矣，此经文之可据以用承气者一也。阳明病，有日晡所发潮热之证，大论言之者屡，今病人昼日明了，暮则壮热，殊相合，此经文之可据以用承气者二也。更诊其脉，沉滑而有力，是为实，此脉象之可据以用承气者三也。西医曾以泻盐微下，则中夜略得安睡，此前治之可据以用承气者四也。有此四证，已可谓细心，若仍不能大胆投剂，尚得称为医家乎？

曹颖甫曰：口伤烂赤，胃热也；大便燥结，肠热也。手足阳明俱热，不急泻之，病何能去？

【赏析】

本案思维之连贯当为后世医者所效仿。一，察久病患者满口烂赤，应之而出论中"厥深者，热亦深；厥微者，热亦微。厥应下之，而反发汗者，必口伤烂赤"，《伤寒论》若不烂熟于心，不能至此，亦不能明确其里热之本质，下法之来源；二，日晡潮热乃阳明腑实之征象；三，脉象沉滑有力，亦证实其证既非虚热，亦非表证；四，前医微下而收效。如此，思维清晰，故投方获效。

小承气汤证

史左，阙上痛，胃中气机不顺，前医投平胃散不应，当必有停滞之宿食，纳谷日减，殆以此也，拟小承气汤以和之。

生川军三钱，后入　中川朴二钱　枳实四钱

拙巢注：服此应手。

【赏析】

前已明确论及“阙上痛”乃曹氏观察出的阳明腑实之特征表现。如此，则阳明腑实已明确，当用下法。至于投以何方，当视其腑实程度而辨。本证以“气机不顺”为关键，燥热等征象不显，故用小承气汤治疗。

调胃承气汤证

沈宝宝，上巳日。病延四十余日，大便不通，口燥渴，此即阳明主中土，无所复传之明证。前日经用泻叶下后，大便先硬后溏，稍稍安睡，此即病之转机。下后，腹中尚痛，余滞未清，脉仍滑数，宜调胃承气汤小和之。

生川军二钱，后入　生甘草三钱　芒硝一钱，冲

［**按**］调胃承气汤、小承气汤并前大承气汤为三承气汤。三者药味各异，分量不同，煎法既殊，服法亦差，仲圣分之至详，用之至精。历来注家能辨之至稔，言之至明者，当推柯氏韵伯，学者当细心参究。惟窃有一二小义，当略略补充如下：仲圣常言“胃中有燥矢”，此“胃中”二字，当连读成一名词，即“肠”字之别称，并非言“胃之中”，故“调胃承气”之胃，“微和胃气”之胃，均可作“胃中”，或径作“肠”字解，此其一。柯氏谓调胃承气汤为太阳阳明并病之和剂，并谓此外之不解，由于里之不通，故太阳之头项强痛虽未除，而阳明之发热不恶寒已外现。不知阳明亦有头痛，惟痛在阙上，而不在太阳穴，阳明亦有发热，惟热属蒸蒸，而不属翕翕，故大论曰：“太阳病三日，发汗不解，蒸蒸发热者，属胃也，调胃承气汤主之。”此“不

解”二字并非表不解，乃太阳热去，阳明热继，亦不解之谓也。柯氏硬加“头不痛”句，反逆，此其二。柯氏谓厚朴倍大黄是气药为君，大黄倍厚朴是气药为臣，谓之曰气，似尚见含糊，盖厚朴是肠药，能直达肠部，宽放肠壁。彼肠结甚者，燥矢与肠壁几密合无间，硝黄虽下，莫能施其技，故必用厚朴以宽其肠壁，而逐其矢气，如是燥矢方受攻而得去，此其三。

虽然，窃于大承气一法，犹有疑义焉。仲圣于本方中用厚朴至半斤之多，以吾师什一之法折之，当得八钱。但吾师用此，似未有至八钱者。吴氏又可为承气专家，而其大承气汤用大黄达五钱，至厚朴则一钱而已。吴氏鞠通较为阔步，本方用大黄六钱，用厚朴亦仅及其半量，至三钱而止。吴氏辨谓治伤寒本证，当重用厚朴，治温热本证，当减用之者。此乃点缀之语，非通人之论也。由是观之，使用严酷之眼光，细计药量之比重，世乃无有真大承气汤。阅者博雅，曾有惯用真大承气汤，而能识其底蕴者乎？

以上论自桂枝汤至调胃承气汤九证既竟，乃可合列一表如下：

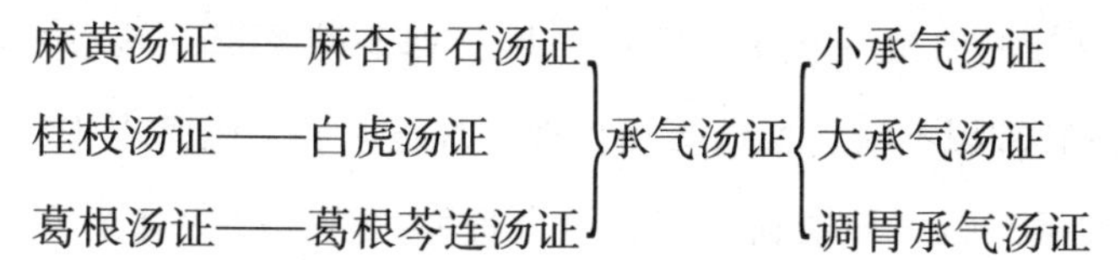

此表之意犹曰：麻黄汤证化热入里，为麻杏甘石汤证。桂枝汤证化热入里，为白虎汤证。葛根汤证化热入里，为葛根芩连汤证。而葛根芩连汤证、白虎汤证、麻杏甘石汤证化热之后，则均为承气汤证。其肠结轻，可攻补兼施，所谓和之者，是为调胃承气汤证。其肠结较重者，亦用和法，即为小承气汤证。其肠结最重者，当用下法，又曰急下法，又曰攻法，即为大承气汤证。实则三承气汤方对于麻、桂、葛之汗法，及白虎汤之清法言，皆得曰下法也。

麻杏甘石汤证之传为承气汤证，在以上诸实验医案中，似尚未有述及。实则此种病例虽较白虎汤证传为承气汤证为少，却并不鲜见。盖经谓肺与大肠相表里，肠热可以移肺，肺热亦可及肠。所谓温邪上受，首先犯肺，逆传心包者，即系麻杏甘石汤重证，不能解于桑菊、银翘，乃传为肠热，肠热不已，灼及神经，发作神昏谵语，遂指为逆传心包耳。依余临床所得，肺热传为肠热之后，其肺热每不因此而消。此时若但治其肺热，纵用麻杏甘石汤极重之量，必然无济，当急用承气汤法，去其肠热。如嫌承气伤肺，伐及无辜，则导法甚佳（法详中卷），余屡用之获效。肠热既去，续用麻杏甘石以治肺热，乃得有济。故大论曰："下后，不可更行桂枝汤，汗出而喘，无大热者，可与麻黄杏仁甘草石膏汤。"本条条文极似重出，当删，而事实上却有此例，奈何？甚有既下之后，而肺气自开，咳嗽自爽者，余亦屡屡逢之。

有一俞姓小孩，于某月初三日，患咽痛，红肿，兼见白点，胸闷不舒。初四日，皮肤发出细点如麻。甲医断宜清血保咽，用生地、川连、黑栀、淡芩之属。夜间，病孩喉肿谵语，断齿目赤。初五日，甲医用玄参、生地、山栀、左金丸之属。易乙医，改投解肌透痧之剂，如豆豉、薄荷、葛根、牛蒡之属。初六日，乙医主喉痧以透痧为要，重予透发之药。初七日，痧密布，夹白瘖，热度更高，入夜梦呓。乙医虑其伤津，又与存阴清热之法，如连翘、银花、竹叶、黛蛤散等。如是延至十一日晚，痧虽回而热不退，咳嗽气粗，鼻煽口燥，胸闷不舒，神识不清，加以腹痛拒按，耳下漫肿。丙医有识，曰：宣通腑气，径用生大黄三钱、元明粉一钱，并合透发之药，以达其余邪。其夜大便泛行，神烦即安，鼻煽耳肿悉渐退。复诊，依然用硝黄，直至粪色转黄，方予调理而安。

由本案观之，凡肺热之转为肠热者，苟不设法去其肠中热结，但知透表生津，岂有济乎？然则麻杏甘石、白虎、葛根芩连三汤证皆能化热而为承气汤证，在病所方面言，三汤证之病所为较上，承气汤证之病所偏于肠为较下，由此吾人得外感疾病传变之第三原则，曰"由上传下"是也。大论曰："阳明居中，主土也，万物所归，无所复传。"其斯之谓乎？

吾人研究上列九方，有一事当注意及者，即此九方中用甘草者竟达七方是也。麻、桂、葛上列三汤既不离甘草，中列三汤又不脱甘草，下列调胃承气汤亦用甘草。因知甘草安肠一说，不为无见。盖疾病由上传下，由表入里，由寒化热，既为必然之趋势，今安和其肠，即所以保其在里在下之津者，自为着要之法矣。至于大小二承气汤证因病已传肠，邪已内实，故不必用甘草。及其邪去肠虚，又当重用甘草以益之，不待再计者也。学者当知此九方者处同等重要之地位，各有专功，不容漠视。集此九方，即成《伤寒论》中太阳、阳明二经之骨干。识此九方，即能治伤寒，亦能治温病。学者将疑吾言之夸乎？吾敢实陈读者。

尤氏在泾曰："无汗必发其汗，麻黄汤所以去表实，而发邪气。有汗不可更发汗。桂枝汤所以助表气，而逐邪气。学者但当分病证之有汗无汗，以严麻黄桂枝之辨，不必执营卫之孰虚孰实，以证中风伤寒之殊。是无汗为表实，反云卫虚，麻黄之去实，宁独遗卫？能不胶于俗说者，斯为豪杰之士！"柯氏韵伯曰："桂枝汤证惟以脉弱自汗为主耳。粗工妄谓桂枝汤专治中风，印定后人耳目，而所称中风者又与此方不合，故置之不用。愚常以此汤治自汗、盗汗、虚疟、虚痢，随手而愈。"又曰："予治冷、风、哮与风、寒、湿三气合成痹等证，用麻黄汤辄效，非伤寒证可拘也。"

其言何等精辟，然则尤氏、柯氏皆能识麻桂二汤者也。陆氏九芝曰："葛根芩连一方独见遗于阳明者，以人必见下利始用之，不下利即不用，而不以为是阳明主方也。孰知此方之所用者宏，而所包者广也。"然则陆氏能识葛根芩连汤者也。又曰："无人知温热之病，本隶于《伤寒论》中，而温热之方，并不在《伤寒论》外。"然则陆氏又能看破伤寒温病之画地为牢者也。

吴氏又可曰："应下之证，见下无结粪，以为下之早，或以为不应下之证，误投下药。殊不知承气本为逐邪而设，非专为结粪而设也。必俟其粪结，血液为热所搏，变证迭起，是犹养虎遗患，医之咎也。况多有溏粪失下，但蒸作极臭，如败酱，或如藕泥，临死不结者。但得秽恶一去，邪毒从此而消，脉症从此而退，岂徒孜孜粪结而后行哉？"此言超拔非凡，然则吴氏能识诸承气汤者也。叶氏天士曰："温邪上受，首先犯肺。"吴氏鞠通曰："凡病温者，始于上焦，在手太阴。"法曰：辛凉轻平，方号桑菊、银翘。虽无麻杏甘石之名，而有泛治肺热之实。苟吾人不求酷论，谓叶氏、吴氏能识麻杏甘石汤可也。而吴氏之用白虎，或以化斑，或以解暑，颇具变化之观。苟吾人不吝誉语，可称之曰：微有仲圣用桂枝之风，然则吴氏亦能识白虎汤者也。由是言之，诸氏皆仲圣之功臣也。

【赏析】

本案“病延四十余日，大便不通，口燥渴”，已“用泻叶下”，“腹中尚痛”，“脉仍滑数”。因此辨证其证属燥热腑实之证，以调胃承气汤小和而愈。

案后以俞姓小孩诊疗过程为例，印证疾病由表传里，传入阳明之变化，论述精当。因其症出现“咳嗽气粗，鼻煽口燥，胸闷不舒，神识不清，加以腹痛拒按，耳下漫肿”，而辨证为腑气不通，“宣通腑气，径用生大黄三钱、元明粉一钱，并合透发之药，以达其余邪。其夜大便泛行，神烦即安，鼻煽耳肿悉渐退”。学者当于此案中分析表热传至阳明腑实的辨证过程，体会热证的传变特点，当会大有收益。

中卷

桂枝二麻黄一汤证其一

王右，六月二十二日。寒热往来，一日两度发，仲景所谓宜桂枝二麻黄一汤之证也。前医用小柴胡，原自不谬，但差一间耳！

川桂枝五钱　白芍四钱　生草三钱　生麻黄二钱　光杏仁五钱　生姜三片　红枣五枚

［**按**］病者服此，盖被自卧，须臾发热，遍身漐漐汗出，其病愈矣。又服药时，最好在寒热发作前约一二小时许，其效为著。依仲圣法，凡发热恶寒自一日再发（指发热二次，非谓合发热恶寒为二次）以至十数度发，皆为太阳病。若一日一发，以至三数日一发，皆为少阳病。少阳病多先寒而后热，太阳如疟证却有先热而后寒者，观大论称少阳曰寒热往来，称太阳如疟曰发热恶寒，热多寒少，不无微意于其间欤。以言治法，少阳病宜柴胡剂，太阳病宜麻桂剂，证之实验，历历不爽。若反其道以行之，以柴胡剂治寒热日数度发之太阳如疟，每每不效，以麻桂剂治寒热一作之少阳病，虽偶或得效，究未能恰中规矩。

《方极》云："桂枝二麻黄一汤治桂枝汤证多，麻黄汤证少。桂枝麻黄各半汤治桂枝汤、麻黄汤二方证相半者。"此言似是而非，将令人有无从衡量之苦。余则凭证用方，凡发热恶寒同时皆作，有汗者用桂枝汤，无汗者用麻黄汤，发热恶寒次第间作，自再发以至十数度发者，择用桂二麻一等三方，层次厘然，绝无混淆。

曹颖甫曰：少阳病之所以异于太阳者，以其有间也。若日再发或二三度发，则为无间矣。太阳所以异于阳明者，以其有寒也，若但热不寒，直谓之阳明可矣，恶得谓之太阳病乎？固知有寒有热，一日之中循环不已者为太阳病，寒热日发，有间隙如无病之人者为少阳病，此麻桂二汤合用与柴胡汤独用之别也。病理既明，随证用药可矣。

【赏析】

《伤寒论》第25条："服桂枝汤，大汗出脉洪大者，与桂枝汤如前法，若形如疟，一日再发者，汗出必解，宜桂枝二麻黄一汤。"本案患者"寒热往来，一日两度发"，正与仲景所述相同，故用桂枝二麻黄一汤治疗而愈。

发热恶寒即可见于桂枝二麻黄一汤证，亦可见于小柴胡证。故有前医用小柴胡汤治疗之误。其辨别：一，从发生时间及频率而言，"凡发热恶寒自一日再发（指发热二次，非谓合发热恶寒为二次）以至十数度发，皆为太阳病。若一日一发，以至三数日一发，皆为少阳病"。二，从寒热先后来看，"少阳病多先寒而后热，太阳如疟证却有先热而后寒"，皆系曹氏临证细察所得，学者可于临证之际验而证之。

桂枝二麻黄一汤证其二（附列门人治验）

施右，住唐家湾肇周路仁德里二号。

［按］本年七月十五日，予施诊于广益中医院，有施姓妇者蹙頞告诉曰：先生，我昨服院外他医之方，病转剧，苦不堪言。余为之愕然，令陈其方，照录如下：经事淋漓，入夜寒热，胸闷泛恶，苔灰腻，治宜荆芩四物汤加味。

炒荆芥钱半　炒条芩钱半　全当归二钱　大川芎八分　炒丹皮钱半　赤白芍各钱半　金铃子二钱　制香附钱半　元胡索钱半　贯仲炭三钱　荷叶一角

余曰：方未误，安得转剧？妇曰：否，初我夜寐粗安，大便如常，自进昨药，夜中心痛甚剧，辗转不能成寐，且大便转为泄泻，乞先生一治之。

予按例首问其病历，妇曰：半月矣。次问其寒热，妇曰：倏冷倏热，不计其次。余闻其言，若有所得焉。妇自陈其异状，汗出自首至胸而止，既不达于胸下，亦不及于两臂。予思论有“齐颈而还”之语，此殆“齐胸而还”乎？察其舌，黑近墨而不焦，口奇干。

余疑其方进陈皮梅、松花蛋之属。妇曰：非是，日来苔黑，常作此状。按其脉，幸尚不微细。两肩至臂颇麻木。加以经事淋漓不止，妇几不能悉陈其状。

予对此错杂之证，亦几有无从下笔之苦。使从所谓对症治法，琐琐而治之，则用药得毋近数十味？然而此非我所能也，因书方曰：

初诊：七月十五日。寒热往来，每日七八度发，已两候矣。汗出，齐胸而还，经事淋漓，法当解表为先，以其心痛，加生地，倍甘草。

净麻黄一钱　川桂枝二钱　生甘草三钱　生苡仁一两　杏仁三钱　生白芍钱半　生地五钱　制川朴一钱　生姜二片　红枣六枚

二诊：七月十六日。昨进药后，汗出，遍身絷絷，心痛止，经事停，大便溏薄瘥，麻木减，仅自臂及指矣。黑苔渐退，口干渐和，夜中咳嗽得痰，并得矢气，是佳象。前方有效，不必更张。

净麻黄一钱　川桂枝钱半　生甘草二钱　生白芍钱半　大生地五钱　制小朴一钱　杏仁三钱　生姜二片　红枣六枚

［按］予遵仲圣脉证治法，而疏昨方，心未尝不惴惴也！以为次日复诊，能得寒热略除，即是大功，乃喜出望外，非但热退神振，抑且诸恙并瘥，有如方案所云，斯亦奇矣！试求其所以能愈病之理，以症状学之立场言之，必曰能治其主证，斯一切客证或副证不治自愈也。此言不误，然而无补于病理之了解。幸有博雅君子，阅吾此案，赐予说明其中一切病理。如苔黑口干，何以反立麻桂？发汗伤津，何以反除心痛？经水淋漓，大便溏泄，犹风马牛之不相及，何以戛然并止？所深愿也。

曹颖甫曰：太阳水气留于心下，则津不上承而渴，此意丁甘仁先生常言之。舌黑不焦，大便又溏，知非阳明热证，而黑色亦为水气，水气凌心，心阳不振，故痛。大便溏，则为条芩之误，不用条芩，溏薄自止，非本方之功也。水气不能化汗外泄，故脾阳不振，而指臂麻。经水淋漓，亦水分多于血分，为水气所压故也。知病之所从来，即知病之所由去，不待烦言矣。

三诊：七月十七日。寒热如疟渐除，大便已行，舌苔黑色亦淡，麻木仅在手指间。惟余咳嗽未楚，胸胁牵痛，有喘意，参桂枝加厚朴杏子法。

杏仁四钱　厚朴钱半　川桂枝二钱　生草三钱　白芍二钱　大生地六钱　丝瓜络四钱　生姜一片　红枣六枚

［按］服此大佳，轻剂调理而安。

【赏析】

本案病史、病情、证候表现错综复杂，医者常常会有无所适从之叹。案中患者苔黑口干，缘何反宜麻桂？发汗伤津，何以反除心痛？经水淋漓，大便溏泄，二者之间似无关联。曹氏总结其根源则在于“水气”二字。太阳水气留于心下，则汗出自首至胸；津不上承，故口干；黑苔亦主水气；水气凌心，心阳不振则痛；水气不能化汗外泄，故指臂麻；经水淋漓，亦属水分多于血分；而大便转溏，为条芩之误。麻桂各半本为邪衰表郁而设，以除寒热间歇。而麻黄辛温，发汗利水，正合“诸水者……腰以上肿，当发汗乃愈”之旨。桂枝化气行水，温通心阳，正合“病痰饮者，当以温药和之”之旨。更加芍药利小便，生姜化痰饮，水气一散，诸恙悉除。本病医者寻本溯源，审因论治，于头绪纷繁之症中寻得其症结所在，则可云开雾散，豁然开朗。

桂枝麻黄各半汤证

顾左，住方斜路。十月二十一寒热交作，一日十数度发，此非疟疾，乃太阳病，宜桂枝麻黄各半汤。

桂枝三钱　甘草钱半　杏仁五钱　麻黄钱半　白芍钱半　生姜二片　大枣四枚

［按］桂枝麻黄各半汤方，原法分为三服，桂枝二麻黄一汤方，原法分为

再服。取前方原量三之一，后方原量二之一而较之，得麻杏同量，而后方之桂、芍、姜、草、枣悉比前方约多一倍，故前方名各半，而后方名桂二麻一也。然而近代煎服法，率分二次煎服，与古者不同，况其分量上下，又甚微细，故吾人但知此二方之应用足矣，初不必过分斤斤于铢两之间也。

曹颖甫曰：此证甚轻，故轻剂而病易愈，不徒与铢两不合已也。

【赏析】

《伤寒论》第27条："太阳病得之八九日，如疟状，发热恶寒，热多寒少，其人不呕，清便欲自可，一日二三度发。脉微缓者，为欲愈也；脉微而恶寒者，此阴阳俱虚，不可更发汗更下更吐也；面色反有热色者，未欲解也，以其不能得小汗出，身必痒，宜桂枝麻黄各半汤。"本案证候表现与论中一致，属太阳表郁轻证，故以桂枝麻黄各半汤治疗而愈。至于该方与桂枝二麻黄一汤之区别，案中已从药物剂量中进行了区分，后方量稍大，故其主治证候较之本证又稍重。

桂枝加大黄汤证

庆孙，七月二十七日起病。由于暴感风寒，大便不行，头顶痛，此为太阳阳明同病。自服救命丹，大便行，而头痛稍愈。今表证未尽，里证亦未尽，脉浮缓，身常有汗，宜桂枝加大黄汤。

川桂枝三钱　生白芍三钱　生草一钱　生川军三钱　生姜三片　红枣三枚

［**按**］治病当先解其表，后攻其里，此常法也，前固言之稔矣。余依临床所得，常有表解之后，其里自通，初不须假药力之助者。缘先表束之时，病者元气只顾应付表证，不暇及里，及表解之后，则元气自能反旌对里。夫元气之进退往返，谁能目之者，然而事实如此，勿可诬也。故余逢表束里张之证，若便闭未越三日者，恒置通里于不问，非不问也，将待其自得耳。

若本汤之合解表通里药为一方者，又是一法。然其间解表者占七分，通里者占三分，不无宾主之分。以其已用里药，故通里为宾，以其未用表药，故解表为主，双管齐下，病去而元气乃无忧。

【赏析】

本案为太阳阳明同病，故用桂枝加大黄汤表里两解法。患者表证未解，头痛，自汗，脉浮缓，故用桂枝汤以解表；里证亦未尽，加大黄之苦寒，以导其滞。本方为解表攻里的温清方，传经热邪，陷入太阴，温燥不行，亦当温利自阳明出，桂枝汤中少加大黄，七表三里，以杀其势，故与大柴胡汤之用大黄同义。方用大黄攻阳明之实热，以除腹痛；桂枝举下陷之阳邪，以解肌表；白芍敛阴和里；甘草缓中调胃；姜之辛散；枣之甘润，务使营卫振发，则阳邪不致内陷，而腹大实痛自除。太阴病无纯用寒下法，此因误下而反见太阴之实邪，故用大黄与桂枝温下，此其精神也。

白虎加桂枝汤证

余二十五岁时，能读医书，而尚不善于治病。随表兄陈尚白买舟赴南京应秋试。陈夫妇同宿中舱，余宿前舱。天方褥暑，骄阳如炽。舟泊无锡，陈夫妇相偕登陆，赴浴惠泉，嘱余守舱中。余汗出浃背，又不便易衣，令其自干。饮食起居又不适，因是心恒悒悒然。舟泊五日，方启锭。又五日，乃抵镇江。下榻后，部署初定，即卧病矣。延医疏方，不外鲜藿香、鲜佩兰之属。服之数日，病反加剧。汗出，热不清，而恶寒无已。当夜乘轮赴京，时觉天昏地黑，不知人事。比抵石城，诸友扶住堂子巷寓所。每小便，辄血出，作殷红色，且觉头痛。

时为八月初五日，距进场之期仅三天矣。是时，姻丈陈葆厚先生已先余到南京。丈精于医，诊脉一过，即亲出市药，及荷叶露三大瓶、生梨十余枚以归，并嘱先饮露。饮已，口即不干。顷之又渴，复啖生梨，梨皮不遑削，仅弃其心，顷刻尽十枚。迨药煎成，即进一大碗，心中顿觉清朗，倦极而睡。醒后，头已不痛，惟汗未出。更进二煎，浓倍于前。服后，又睡。醒时，不觉周身汗出，先小汗，后大汗，竟至内衣夹袄被褥上下皆湿，急起更易，反被以盖。于是方觉诸恙悉除，腹中知饥，索热粥。侍者曰：粥已备，盖陈丈所预嘱者也。初吸一小碗，觉香甜逾恒。稍停，又续进，竟其夜，竟尽二大碗。初七日，即能进场。试期达九日夜，毫无倦容。余乃惊陈丈医术之神。叩其药，则桂枝、石膏二味同捣也。问其价，曰：适逢新开药铺，共费钱六文而已。遂相与大笑。

[按] 头痛而恶寒，此太阳病未罢也，法当令其汗出而解。然小便已见血出，安复有余液可以作汗？故先饮荷叶露及生梨者，增其液以为作汗之张本也。于是与石膏以清其内蕴之热，与桂枝以祛其外束之寒。寒因汗解，热因凉除。醒来索粥，是即白虎汤之粳米，向之饮露，亦犹加参汤之人参。看其啖梨啜露之顷，孰知已含圣法。呜呼，化仲圣方活而用之，其功效必无穷也。

[又按] 白虎加桂枝汤证多见于夏日，诚以炎暑蒸人，胃肠本已热化，入夜凉风习习，未免贪享，故致表里交病。表为寒束，则热无外泄之机，势必愈炽。热既内炽，则更易伤津，使无从作汗以解表。惟有投白虎汤以治其本（肠胃之热），同时加桂枝以治其标（表证之寒），标本并治，方可热除津复，汗出表解。依余经验，桂枝轻至一钱，生石膏轻至三钱，亦可有效。设不尔者，但用白虎以清热，则表证将愈甚，但用桂枝以解表，则内热将愈炽，终不免坏病之变，此乃桂枝、石膏二药必须合作而不可分离之理也。或曰：君前谓石膏凉胃，桂枝温胃，何能温凉并进，反获奇功耶？曰：仲圣方温凉并用者，诸泻心汤即在其例，若桂枝与石膏犹其始焉者尔。盖人体之机构复杂繁沓，灵敏万分，及其病时，作用尤显。各部机构每自能吸取其所需，而放任其所不需者。若论本汤证，则胃取石膏之凉而消热，动脉取桂枝之散而致汗，故二者非但不相左，抑且相成。

前桂枝加大黄汤为七分太阳，三分阳明。今白虎加桂枝汤为七分阳明，三分太阳。二汤之对仗，堪称工整。医者能合用仲圣诸方，即可曲应万变之病，兹二汤特发其凡耳。

【赏析】

本案曹氏曾追述少年时自患热病，汗出热不清，竟至昏昧病殆，每小便辄出血，且觉头痛。当时由其姻文陈葆厚市药归，嘱先服荷叶露、生梨汁等，继进药一大碗，心中顿觉清朗，醒后头已不痛。惟汗未出，更进二煎，先小汗，后大汗，诸恙悉除，叩其药，则桂枝、石膏二味同捣煎而已。由此而推衍之，如入白虎加桂枝汤及桂枝加大黄汤，乃太阳阳明合病的权宜用方，阳明经证大热烦渴，但无汗，石膏清胃家实为主，桂枝解肌为次；阳明腑实必见大便硬或累日不行，表里俱病，故以桂枝汤为主，加大黄通里为佐，证有缓急，治法亦有主客之分。

麻黄附子甘草汤证（附列门人治验）

余尝治上海电报局高君之公子，年五龄，身无热，亦不恶寒，二便如常，但欲寐，强呼之醒，与之食，食已，又呼呼睡去。按其脉，微细无力。余曰：此仲景先圣所谓“少阴之为病，脉微细，但欲寐也”。

顾余知治之之方，尚不敢必治之之验，请另乞诊于高明。高君自明西医理，能注射强心针，顾又知强心针仅能取效于一时，非根本之图，强请立方。余不获已，书：

熟附片八分　净麻黄一钱　炙甘草一钱

与之，又恐其食而不化，略加六神曲、炒麦芽等消食健脾之品。

次日复诊：脉略起，睡时略减。当与原方加减。

五日而痧疹出，微汗与俱。疹密布周身，稠逾其他痧孩。痧布达五日之久，而胸闷不除，大热不减，当与麻杏甘石重剂，始获痊愈。

一月后，高公子又以微感风寒，复发嗜寐之恙，脉转微细，与前度仿佛。此时，余已成竹在胸，不虞其变，依然以麻黄附子甘草汤轻剂与之，四日而瘥。

［按］麻黄能开肺气，附子能强心脏，甘草能安肠胃，三者合则为麻黄附子甘草汤，能治虚人之受邪，而力不足以达邪者。若麻黄附子细辛汤则以细

辛易甘草，其力更伟。盖细辛芳香，能蠲痰饮而辟秽浊故也。夫脉微细但欲寐如本案所云固为少阴病，若更进而兼身热恶寒踡卧，亦为少阴病，不过有轻重缓急之分尔。而东人山田氏必欲补“恶寒”二字，使成“少阴之为病，脉微细，但恶寒欲寐也”一条，其可以已乎？

曹颖甫曰：予治脉微细但欲寐者，往往以四逆汤取效。然姜生所治高姓小儿，实由太阳表证内伏少阴。故非麻黄不能奏功，断非四逆汤所能治。盖四逆汤仅能由少阴外达肌腠，以干姜、炙草能温脾胃，脾胃固主肌肉也。若改干姜为麻黄，方能由少阴直达肺部，而皮毛为之开泄，以肺主皮毛故也。观其证治三变，而始终不脱麻黄，其用心之细密，殆不可及。况身热而不恶寒，似无用麻黄之必要，此证竟毅然用之，其识解尤不可及乎。盖呼之则醒，听其自然则寐，有蒙蔽之象，故可决为非少阴之病，而为太阳内陷之证。且以小儿纯阳之体，不当有此少阴病故也。

【赏析】

邪入少阴多为心肾虚衰、气血不足的病变，心肾虚衰，阴寒内盛，正不胜邪，反被邪困而见但欲寐；阳气衰微，鼓动无力，故脉微；阴血不足，脉道不充，则脉细。与麻黄附子甘草汤轻剂，缓温少阴阳气则愈。

小青龙汤证（附列门人治验）

张志明先生，住五洲大药房。

初诊：十月十八日。暑天多水浴，因而致咳，诸药乏效，遇寒则增剧，此为心下有水气，小青龙汤主之。

净麻黄钱半　川桂枝钱半　大白芍二钱　生甘草一钱　北细辛钱半　五味子钱半　干姜钱半　姜半夏三钱

［**按**］张君志明为余之好友，尝患疔毒。自以西药治之，增剧，因就余以中药治愈，乃叹中药之神。自后恙无大小，每必垂询，顾余以事冗，居恒外出，致常相左。某晨，君又贲临，曰：咳嗽小恙耳，何中医久治不瘥？并出

方相示，则清水豆卷、冬桑叶、前胡、杏仁、赤苓、枳壳、桔梗、竹茹、牛蒡、贝母、瓜蒌皮、冬瓜子、枇杷叶之属。因询之曰：君于夏月尝习游泳乎？曰：然。君之咳遇寒则增剧乎？曰：然。余乃慰之曰：此证甚易，一剂可愈，幸毋为虑。因书上方与之。越二日，来告曰：咳瘥矣。即为书下方调理焉。

二诊：十月二十。咳已痊愈，但觉微喘耳，此为余邪，宜三拗汤轻剂，夫药味以稀为贵。

净麻黄六分　光杏仁三钱　甘草八分

余屡用本方治咳，皆有奇效。顾必审其咳而属于水气者，然后用之，非以之尽治诸咳也。水气者何？言邪气之属于水者也。如本案张君因习游泳而得水气，其一例也。又如多进果品冷饮，而得水气，其二例也。又如远行冒雨露，因得水气，其三例也。更如夙患痰饮，为风寒所激，其四例也。凡此种水气之咳，本汤皆能优治之。顾药量又有轻重之分。其身热重，头痛恶寒甚者，当重用麻桂。其身微热、微恶寒者，当减轻麻桂，甚可以豆豉代麻黄，苏叶代桂枝。其痰饮水气甚者，当重用姜辛半味，因此四者协力合作，犹一药然，吾师用五味尝多至三钱，切勿畏其酸收。其咳久致腹皮挛急而痛者，当重用芍草以安之。否则，轻用或省除之，奏效如一。要之小青龙证。在里为水气，在表为咳（咳之前喉可常作痒）。其表证之重轻，初可勿拘，其舌苔亦不必限于白腻。遑论其他或喘或渴或利或噎哉？此皆经验之谈，不必泥于书本者也。

本年夏，友好多人皆习游泳，耽之不倦，虽雨天不已，一月前后，十九患咳，余悉以本汤加减愈之。

曹颖甫曰：予近日治丁姓妇，十年痰饮，遇寒即剧，日晡所恶寒而喘，亦用此方。方用麻黄三钱，细辛二钱，干姜三钱，白术三钱，半夏二钱，桂枝四钱。服经二剂，咳喘略减，而无汗恶寒如故。再加麻黄二钱，合五钱，细辛加一钱，合三钱，外加杏仁四钱、炮附子四钱，效否待明日方知。然则姜生治张君，两用轻剂而即效者，实由本年新病，不同宿疾之未易奏功也。

【赏析】

本案患者虽非伤寒证，然因暑天多浴水致咳，遇寒则增剧，其病理机制，亦为心下有水气的小青龙汤证，故仍以小青龙汤治之。辨证眼目在于遇寒则增剧，服诸药无效，其为心下有水气无疑。医者对病人投方，固应因时而施，然有病则病受，不能无条件为时令所拘，脱离辨证。观此案可见虽在暑月，有小青龙汤证者，仍须用小青龙汤，若轻描淡写，习用一般治咳套方，病必难除，是以医者贵在圆机活泼也。

"……余乃慰之曰：此证甚易，一剂可愈，幸毋为虑。因书上方与之，越二日，来告曰：咳瘥矣。"《伤寒论》："伤寒表不解，心下有水气，干呕，发热而咳，或渴，或利，或噎，或小便不利，少腹满，或喘者，小青龙汤主之。"本案除咳嗽，遇寒加剧外，并无其他方证可辨。临床辨证，不患症多，每患症少。症少则无据可审，茫然无措。本案之所以辨为"心下有水气，小青龙汤主之"，是通过问诊，了解到发病是由于"夏月尝习游泳"来判断的。佐景按曰："水气者何？言邪气之属于水者也。……因习游泳而得水气其一例也；又如多进果品冷饮，而得水气，其二例也；又如远行冒雨露，因得水气，其三例也；更如素患痰饮，为风寒所激，其四例也。凡此种水气之咳，本汤皆能优治之。"所举四例，尤其是前三例，在症少难于辨证时，均可通过察病源辨证选方。若举一反三，推此及彼，则于经方之活用，岂不又辟一径？

射干麻黄汤证

冯仕觉，七月廿一日。自去年初冬始病咳逆，倚息，吐涎沫，自以为痰饮。今诊得两脉浮弦而大，舌苔腻，喘息时胸部间作水鸣之声。肺气不得疏畅，当无可疑。昔人以麻黄为定喘要药，今拟用射干麻黄汤。

射干四钱　净麻黄三钱　款冬花三钱　紫菀三钱　北细辛二钱　制半夏三钱　五味子二钱　生姜三片　红枣七枚　生远志四钱　桔梗五钱

拙巢注：愈。

曹颖甫曰：有张大元者向患痰饮，初，每日夜咯痰达数升，后咯痰较少，而胸中常觉出气短促，夜卧则喉中如水鸡声，彻夜不息。当从《金匮》例投射干麻黄汤，寻愈。又有杨姓妇素患痰喘之证，以凉水浣衣即发，发时咽中常如水鸡声，亦用《金匮》射干麻黄汤应手辄效，又当其剧时，痰涎上壅，气机有升无降，则当先服控涎丹数分，以破痰浊，续投射干麻黄汤，此又变通之法也。

【赏析】

射干麻黄汤是仲景为治疗寒饮郁肺咳嗽上气之寒性哮喘而设。主治喉中声如水鸡。曹氏以病家两脉浮弦而大，苔白腻。知其肺气不得疏畅，投以射干麻黄汤而愈。本案记录简练，用药精准，而又加远志、桔梗尤妙。然临证时如见舌苔白滑，脉象浮紧，兼有胸膈痰满，气机壅塞，喘息不调，则更为贴切。

射干麻黄汤虽是治疗寒性哮喘发作的有效方剂。但哮喘有发或止之不同，其发时当控制症状，缓解时当固其根本。因此，医者须遵循“发时治标，平时治本”的原则，发时控制症状，兼调理肺（贮痰之器）、脾（生痰之源）、肾（生痰之本），固护元气兼以祛邪；缓解时则当以补肺、补脾、补肾为主治疗。

苓甘五味加姜辛半夏杏仁汤证

叶瑞初君，丽华公司化妆部。

初诊：二月十七日。咳延四月，时吐涎沫，脉右三部弦，当降其冲气。

茯苓三钱　生甘草一钱　五味子一钱　干姜钱半　细辛一钱　制半夏四钱　光杏仁四钱

二诊：二月十九日。两进苓甘五味姜辛半夏杏仁汤，咳已略平，惟涎沫尚多，咳时痰不易出，宜与原方加桔梗。

茯苓三钱　生草一钱　五味子五分　干姜一钱　细辛六分　制半夏三钱

光杏仁四钱 桔梗四钱

[**按**] 叶君昔与史惠甫君为同事，患咳凡四阅月，问治于史。史固辞之，以习医未久也。旋叶君咳见痰中带血，乃惧而就师诊。服初诊方凡二剂，病即减轻。服次诊方后，竟告霍然。

【赏析】

本案患者历经秋冬，咳延四月，中气必虚，寒饮兼燥，故见咳嗽时吐涎沫，咳甚则痰中带血。茯苓、甘草健脾益气；姜、辛、味合用温肺化饮而不伤阴；半夏、杏仁、桔梗化痰润肺，宣降肺气。虽痰中带血，仍投温药化饮，实合天时病机，加之健脾益阴之品，标本兼顾，故得神效。

苓甘五味加姜辛半夏杏仁汤主治寒饮内停之证。方中干姜、细辛合用，仲景以此二味温肺化饮止咳。《神农本草经》首言：干姜主胸满，细辛主咳逆。盖干姜、细辛皆属辛温之品，俱有温肺化饮之用，干姜以温热为主，其入肺温阳化饮之力较强为君；细辛以辛散为主，其入肺开郁散饮之力为优为臣；两者相伍，温肺化饮，两擅其长。茯苓健脾渗湿，以治生痰之源，亦为臣药。然咳久必伤肺，一派温散，恐重伤其肺气，故佐加五味子之酸收，敛肺以止咳。干姜、细辛与五味子相配，一温一散一收，非但散不伤正，收不留邪，而且亦有助于肺司开阖之职，使肺之开阖有权，则饮邪无伏匿之处。使以甘草，润肺和中，协调诸药。综合全方，共奏温肺化饮之效，主治寒饮之咳嗽痰多且清稀色白、胸中满闷等证。

皂荚丸证其一

《要略》曰：“咳逆上气，时时吐浊，但坐不得眠，皂荚丸主之。”按射干麻黄汤证但云咳而上气，是不咳之时，其气未必上冲也。

若夫本证之咳逆上气，则喘息而不可止矣。病者必背拥叠被六七层，始能垂头稍稍得睡。倘叠被较少，则终夜呛咳，所吐之痰黄浊胶黏。

此证予于宣统二年，侍先妣邢太安人病亲见之。先妣平时喜进厚味，又有烟癖，厚味被火气熏灼，因变浊痰，气吸于上，大小便不通。予不得已，自制皂荚丸进之。长女昭华煎枣膏汤，如法昼夜四服。以其不易下咽也，改丸如绿豆大，每服九丸。凡四服，浃晨而大小便通，可以去被安睡矣。后一年，闻吾乡城北朱姓老妇，以此证坐一月而死，可惜也！

曹颖甫曰：有黄松涛者，住城内广福寺左近，开设玉器店，其母年七旬许，素有痰饮宿疾，数年未发，体甚健。某秋，忽咳嗽大作，浊痰稠黏，痛牵胸胁，夜不能卧，卧则咳吐，胀痛更甚，前所未见。病发三日，乃延余诊，其脉弦数，气急促，大便三日未行，力惫声嘶，喘不能续，证已危险。余乃告其家人曰：此属痰饮重证，势将脱，君不急救，再延片刻，无能为矣。于是急取控涎丹一钱五分，以开水冲元明粉三钱吞送。不久，咳减，气急稍定。至晚，大便下，作黑色，能安眠。达旦，诸恙尽失。于是始知控涎丹系十枣汤变其体制，用以备急者也。

然考此病本皂荚丸证。《金匮》所谓“咳逆上气，时时吐浊，但坐不得眠，皂荚丸主之”是也。但此证来势暴厉，病体已不支，恐皂荚丸性缓，尚不足以济急耳。

皂荚丸证其二

门人卢扶摇之师曹殿光，芜湖人，年五十所，患痰饮宿疾，病逾十载，扶摇不能治，使来求诊，其证心下坚满，痛引胸胁，时复喘促，咳则连声不已，时时吐浊痰，稠凝非常，剧则不得卧。余谓其喘咳属支饮，与《伤寒论》之心下有水气，《痰饮篇》之咳逆不得卧，证情相类，因投以小青龙汤，不效。更投以射干麻黄汤，合小半夏汤，又不效。而咳逆反甚，心殊焦急。更思以十枣汤攻之，而十枣又为胸胁悬饮之方。思以葶苈大枣降之，而泻肺系为肺胀肺痈而设，皆非的对之剂。纵投之，徒伤元气，于病何补？因念其时吐痰浊，剧则不得卧，与《金匮》所载皂荚丸证，大旨相同。遂以皂荚炙末四两，以赤砂糖代枣和汤，与射干麻黄汤间服之。共八剂，痰除喘平，诸恙尽退。

【赏析】

皂荚丸出《金匮·肺痿肺痈咳嗽上气病脉证治篇》，主治“咳逆上气，时时吐浊，但坐不得眠”。此等证候，在支气管哮喘、哮喘性气管炎急性发作时常可见之，多因浊痰胶黏胸胁，肺失肃降之权，其气上逆所致。皂荚荡涤胶痰而廓清气道，使肺复肃降之性，如是则呼吸通调，咳喘乃平，所谓单捷小剂能治重病，此类是也。

皂荚丸证其三

余尝自病痰饮，喘咳，吐浊，痛连胸胁，以皂荚大者四枚炙末，盛碗中，调赤砂糖，间日一服。连服四次，下利日二三度，痰涎与粪俱下，有时竟全是痰液。病愈后，体亦大亏。于是知皂荚之攻消甚猛，全赖枣膏调剂也。夫甘遂之破水饮，葶苈之泻痈胀，与皂荚之消胶痰，可称鼎足而三。惟近人不察，恒视若鸩毒，弃良药而不用，伊谁之过欤？

曹颖甫曰：余治张大元喘咳，不得卧，亦用控涎丹法，一下而愈。近数年来大元染有烟癖，浓痰和水而出，一夜得一大玻璃杯。诸痰饮方绝无功用，皂荚灰亦无济。大约水气太甚者，既不当用涤除油垢之法，而中有浓痰者又非温药所能治乎？

皂荚丸证其四

郑左，住方浜路口。年八十二岁，湿痰之体，咳嗽，四肢浮肿，病情属溢饮，原当发汗利小便。但以浊痰阻于胸膈，咳而上气，但坐不眠，痰甚浓厚。病急则治其标，法当先用皂荚丸以下胸膈之痰，俾大小便畅行，得以安睡，方是转机。今按两脉结代，结代之脉，仲景原以为难治。药有小效，方议正治。

土皂荚，去黑皮，去子，去弦，酥炙，研细，蜜丸如桐子大，每服三丸，日三服，以黑枣二十枚浓煎，去渣送丸。

拙巢注：病家将此方询诸他医，医以剂峻，劝勿服。其后究竟如何，不可得而知矣。

曹颖甫曰：皂荚丸之功用，能治胶痰，而不能去湿痰。良由皂荚能去积年之油垢，而不能除水气也。然痰饮至于嗽喘不已，中脘必有凝固之痰，故有时亦得取效。惟皂荚灰之作用乃由长女昭华发明。彼自病痰饮，常呕浓厚之痰，因自制而服之。二十年痰饮竟得劖除病根。予服之而效。曹殿光适自芜湖来诊，病情略同，故亦用之而效也。

［**按**］《金匮》本方云："皂荚八两，刮去皮用，酥炙。上一味，末之，蜜丸，桐子大，以枣膏和汤，服三丸，日三夜一服。"刮去皮用者，刮去其外皮之黑衣也。酥炙者，用微火炙之，使略呈焦黄即得，勿成黑炭也。服三丸者，每服三丸也。日三夜一服者，日中三服，夜间一服，竟日共四服，计十二丸也。故或云本药荡涤刺激之力甚大，一日用量不得过梧子大三丸者，非也。枣膏和汤者，言预用枣肉煎熬成膏，及应用时，取膏加热水，使混合成汤，送本丸也。尤氏云："饮以枣膏，安其本也。"此说甚是。伸言之，即恐皂荚入胃，非但去浊痰，并将殃及胃中宝贵之津液，故必用枣膏以固护之，此吾友吴凝轩之说也。吾师代枣膏以砂糖，无非取其便捷，然其保津之功，恐不及枣膏远甚。顾二者皆属甘味，与甘草之安肠生津，饴糖之建中定痛，有异曲同工之妙。

综计以上本汤四案，第一案邢太安人先一日四服，共进如梧子大者十二丸，次一日共进如绿豆大者三十六丸。今案凡蜜丸如梧子大之丸药，每钱约得十余丸，则如梧子大十二丸者，量仅钱许耳。第二案曹殿光用皂荚末四两者，乃共八日间之总量也。即先一日服皂荚末一两，次日改服射干麻黄汤一剂，以后第三、第五、第七日同第一日，第四、第六、第八日同第二日。按每日服末一两较第一案之钱许量已大增，但此为皂荚焦黑之灰，彼为同品炙黄之质。黑者力微，黄者力巨，故其量为反比，而二者病情又有重轻之分，故量虽迥异，并非矛盾。第三案吾师自以皂荚大者四枚炙末，盛之得一小半碗。余尝试择大皂荚一枚，不去皮弦与子，衡之，得新秤一两许。又取大者二枚，炙之使焦，研之为末，衡之，得六钱许。是四枚末约为一两二钱许，与第二案所称之两许，亦尚相合。第四案如古法，与第一案同。按本药究属峻品，无经验之医生初次试用，宁自每服五分递加，较为妥当。

又按用皂荚无非取其荡涤胶痰，而其能荡涤胶痰者，盖即赖其中含有石碱素。西国谓驱痰剂西药如西尼加根，中药如远志、桔梗、皂荚，中皆含有石碱素，所谓刺激性驱痰剂是也。故用牙皂之荚，可以代西尼加根云云。中西学说相通，信哉。

曹颖甫曰：除痰之药有碱性者为长，故咯痰不出者，用桔梗甘草汤，无不克日取效，以桔梗含有碱性故也。痰黏胸膈而不出，则用有碱性之桔梗以出之，所谓“在高者引而越之”也。胶痰在中脘，则用有碱性之皂荚以下之，所谓“在下者引而竭之”也。凡用药有彻上彻下之异，可因此而观其通矣。

【赏析】

《金匮要略》载：“咳逆上气，时时吐浊，但坐不得眠，皂荚丸主之。”皂荚丸运用主证为喘促、吐稠浊痰。《经方实验录》有五案运用皂荚丸，对患者症状描述不外“喘促”“咳则连声不已，时时吐浊痰，稠凝非常，剧则不得卧”“咳而上气，但坐不得眠，痰甚浓厚”“所吐之痰黄甚胶黏”等。曹师提出“皂荚丸之功用，能治焦痰，而不能去湿痰，良由皂荚能去积年之油垢，而不能除水气也”，可谓一语中的。

五案中，服用方法有三种：或枣膏汤送服皂荚丸，或以皂荚炙末，成焦黑之灰，用赤砂糖代枣膏汤服用，或用牙皂末放入去核的黑枣内包煎。对于皂荚丸的功效及毒副作用，曹颖甫先生自己深有体会，案中记录了曹氏自服炙皂荚末的感受和体会：“以皂荚大者四枚炙末，调赤砂糖，间日一服，连服四次，下利日二三度，痰涎与粪俱下，有时竟全是痰液。病愈后，体亦大亏。于是知皂荚之攻消甚猛，全赖枣膏调剂也。”可见曹师用赤砂糖代替枣膏的方法也适合于体质很强的患者。姜佐景在按语中提到，曹师用砂糖代替枣膏，就是考虑到服用方便，但这一方法保护津液的效果就比传统的方法差远了。

之后姜佐景提出：皂荚是“峻品”，没有经验的医师初次试用时，要自己先服去体会，每服以五分递加。以示后人治学业医当身体力行，实事求是。

综上所述，被称为峻猛之剂的十枣汤、葶苈大枣泻肺汤、皂荚丸只要认证准确，时时注意正气的调护，确有较好的临床疗效，若仅仅看到其毒副作用而弃之不用，实为可惜。

泽泻汤证

管右，住南阳桥花场，九月一日。咳吐沫，业经多年，时眩冒，冒则呕吐，大便燥，小溲少，咳则胸满，此为支饮，宜泽泻汤。

泽泻一两三钱　生白术六钱

［按］本案病者管妇年三十余，其夫在上海大场莳花为业。妇素有痰饮病，自少已然。每届冬令必发，剧时头眩，不能平卧。师与本汤，妇服之一剂，既觉小溲畅行，而咳嗽大平。续服五剂，其冬竟得安度。明年春，天转寒，病又发。

师仍与本方，泽泻加至二两，白术加至一两，又加苍术以助之，病愈。至其年冬，又发。宿疾之难除根，有如是者！以上自小青龙汤至泽泻汤凡五证，皆治痰饮。小青龙汤以心下有水气为主，射干麻黄汤以喉中水鸡声为主，苓桂五味加姜辛半夏杏仁汤以吐涎沫为主，皂荚丸以胶痰为主，泽泻汤以眩目为主，此其大较也。

【赏析】

《金匮要略方义》：此方所治之冒眩，乃水饮停于中焦，浊阴上冒，清阳被遏所致。治当利湿化饮，健脾和中。本方泽泻、白术两药相伍，一者重在祛湿，使已停之饮从小便而去；一者重在健脾，使水湿既化而不复聚。高学山称此为“泽泻利水而决之于沟渠，白术培土而防之于堤岸”，其意甚当。本案属饮停中焦、浊阴上犯所致，故“咳吐沫”，“时眩冒，冒则呕吐”，“咳则胸满”，予泽泻汤而愈。

至于泽泻汤等五方主治之区别，“小青龙汤以心下有水气为主，射干麻黄汤以喉中水鸡声为主，苓桂五味加姜辛半夏杏仁汤以吐涎沫为主，皂荚丸以胶痰为主，泽泻汤以眩目为主”，合乎仲圣本意，临证之际，可以详审。

桂枝加龙骨牡蛎汤证其一

周左，早年精气不固，两足乏力，头晕目花，证属虚劳，宜桂枝加龙骨牡蛎汤。

川桂枝三钱　生白芍三钱　生甘草二钱　龙骨一两，先煎　左牡蛎三两，先煎　大黑枣十二枚　生姜八片

[**按**]《要略》云：“男子失精，女子梦交，桂枝加龙骨牡蛎汤主之。”故本汤之治遗精，医者所尽知也。顾知之而不能用之，其所用者，每偏于肾气丸一方，加补益之品，如续断、杜仲、女贞子、菟丝子、核桃肉之属。吾师治此种病，一二剂即已。余依师法而行之，其效亦然。

时事新报馆黄君舜君患遗精已久，多劳则剧，不喜服重剂药，为疏桂枝、白芍各钱半，炙草一钱，生姜一片，大枣四枚，龙骨、牡蛎各三钱，三服而瘥。

另有邹萍君年少时，染有青年恶习，久养而愈。本冬遗精又作。服西药，先二星期甚适，后一星期无效，更一星期服之反剧。精出甚浓，早起脊痛头晕，不胜痛苦。自以为中西之药乏效，愁眉不展。余慰之曰：何惧为，予有丹方在，可疗之。以其人大胆服药，予桂枝、白芍各三钱，炙草二钱，生姜三大片，加花龙骨六钱、左牡蛎八钱，以上二味打碎，先煎二小时。一剂后，当夜即止遗，虽邹君自惧万分，无损焉。第三日睡前，忘排尿，致又见一次。以后即不复发，原方加减，连进十剂，恙除，精神大振。计服桂枝、芍药各三两，龙骨六两，牡蛎八两矣。其他验案甚多，不遑枚举。

曹颖甫曰：此方不惟治遗精，并能治盗汗。十余年中，治愈甚众，但以数见不鲜，未录方案，并姓名居址而忘之矣。按桂枝汤本方原为营弱卫强，

脾阳不振，不能令汗出肌腠而设。故辛甘发散以助脾阳，令肌腠中发出之汗液，与皮毛中原有之汗液混合而出，然后营气和而自汗可止。盗汗常在夜分，营气夜行于阳，则其病当属肌腠不密，汗随营气而外泄。营病而卫不病，亦为卫不与营和，故用桂枝汤本方，以和营卫二气，加龙骨、牡蛎以收外浮之阳，故盗汗可止。若营卫未和，而漫事收敛，吾知其必无济也。

【赏析】

《金匮要略》："夫失精家少腹弦急，阴头寒，目眩，发落，脉极虚芤迟，为清谷，亡血，失精。脉得诸芤动微紧，男子失精，女子梦交，桂枝加龙骨牡蛎汤主之。"经云："损其心者调其营卫，损其肾者益其精。"本案精气不固、两足乏力、头晕目花之虚劳，以及案后所列遗精之证乃属心肾不交、虚阳浮越的疾病，桂枝汤能调其营卫，龙骨、牡蛎既能固其肾精，又可镇其心神，故本方治疗本病最为合拍。

桂枝加龙骨牡蛎汤证其二

季左，十月十二日。夜寐喜盗汗，脉阳浮阴弱，宜桂枝加龙骨牡蛎汤。

川桂枝四钱　生白芍三钱　生草一钱　龙骨四钱　左牡蛎一两　生姜八片　红枣十二枚

［**按**］《要略》云："男子平人，脉虚弱细微者，喜盗汗也。"《巢源·虚劳盗汗候》云："盗汗者，因眠睡而身体流汗也。此由阳虚所致，久不已，令人羸瘠枯瘦，心气不足，亡津液故也。诊其脉，男子平人脉虚弱微细，皆为盗汗脉也。"丹波氏云："《金鉴》云此节脉证不合，必有脱简，未知其意如何，盖虚劳盗汗，脉多虚数，故有此说乎？"吾师则曰：此证桂枝加龙骨牡蛎汤所得而主之也。如本案所示，即其一例。服药后，每每周身得微微热汗出，以后即不盗汗矣。余用本方者屡得效与治失精同。吴兄凝轩昔尝患盗汗之恙，医用浮小麦、麻黄根、糯稻根以止其汗。顾汗之止仅止于皮毛之里，而不止于肌肉之间，因是皮肤作痒异常，颇觉不舒。后自检方书，得本汤服之，汗

止于不知不觉之间云。本汤既可治盗汗，又可治遗精，更可治盗汗之兼遗精者，所谓虚劳人是也。

【赏析】

本案属阳气虚损、阳不护阴所致。方中桂枝、甘草辛甘化阳，芍药、甘草酸甘化阴，寓“补阴求阳”之义，再加龙骨、牡蛎潜阳敛阴。

炙甘草汤证其一

律师姚建，现住小西门外大兴街，尝来请诊，眠食无恙，按其脉结代，约十余至一停，或二三十至一停不等，又以事繁，心常跳跃不宁，此仲师所谓“心动悸，脉结代，炙甘草汤主之”之证是也，因书经方与之，服十余剂而瘥。

炙甘草四钱　生姜三钱　桂枝三钱　潞党参二钱　生地一两　真阿胶二钱，烊冲　麦冬四钱　麻仁四钱　大枣四枚

［**按**］大论原文煎法，用清酒七升，水八升，合煎，吾师生之用本汤，每不用酒，亦效。惟阿胶当另烊冲入，或后纳烊消尽，以免胶质为他药粘去。余用阿胶至少六钱，分二次冲，因其质重故也。

曹颖甫曰：阳气结涩不舒，故谓之结，阴气缺乏不续，故谓之代，代之为言，贷也，恒产告罄，而称贷以为生，其能久乎？固知《伤寒・太阳篇》所谓难治者，乃专指代脉言，非并指结脉言也。

炙甘草汤证其二

唐左，初诊：十月二十日。脉结代，心动悸，炙甘草汤主之，此仲景先师之法，不可更变者也。

炙甘草四钱　川桂枝三钱　潞党参三钱　阿胶珠二钱　大麻仁一两　大麦冬八钱　大生地一两　生姜五片　红枣十枚

［**按**］唐君居春中，素有心脏病，每年买舟到香港，就诊于名医陈伯坛先

生，先生用经方，药量特重，如桂枝、生姜之属动以两计。火锅煎熬，药味奇辣，而唐君服之，疾辄良已。今冬心悸脉结代又发，师与炙甘草汤，服至三五剂，心悸愈，而脉结代渐稀，尚未能悉如健体。盖宿疾尚赖久剂也。君又素便秘，服药则易行，停药则难行，甚须半小时之久，故师方用麻仁一两之外，更加大黄三钱。

二诊：十月二十三日。二进炙甘草汤，胃纳较增，惟口中燥而气短，左脉结代渐减，右脉尚未尽和，仍宜前法加减。加制军者，因大便少也。

炙甘草五钱　川桂枝四钱　潞党参五钱　阿胶珠二钱　大熟地一两　大麻仁一两　麦冬四钱　紫苏叶五钱　天花粉一两　生姜三片　红枣七枚　制军三钱

炙甘草汤证其三

昔与章次公诊广益医院庖丁某，病下利，脉结代，次公疏炙甘草汤去麻仁方与之。当时郑璞容会计之戚陈某适在旁，见曰：此古方也，安能疗今病？次公忿与之争。仅服一剂，即利止脉和。盖病起已四十余日，庸工延误，遂至于此。此次设无次公之明眼，则病者所受苦痛，不知伊于胡底也。

[**按**] 本案与前案同例，惟一加麻仁，一去麻仁，均具深意，古方不能疗今病，逼肖时医口吻，第不知何所据而云然。

曹颖甫曰：玉器公司陆某，寓城幢庙引线弄，年逾六秩，患下利不止，日二三十行，脉来至止无定数。玉器店王友竹介余往诊。余曰：高年结脉，病已殆矣。因参仲圣之意，用附子理中合炙甘草汤去麻仁，书方与之。凡五剂，脉和利止，行动如常。

按古方之治病，在《伤寒》《金匮》中，仲师原示人加减之法，而加减之药味，要不必出经方之外，如阴亏加人参而去芍药，腹痛加芍药而去黄芩，成例具在，不可诬也。如予用此方，于本证相符者则用本方，因次公于下利者去麻仁，遂于大便不畅者重用麻仁，或竟加大黄，遇寒湿利则合附子理中，于卧寐不安者，加枣仁、朱砂，要不过随证用药，绝无异人之处，仲景之法，固当如此也。

[**又按**] 余用本方，无虑百数十次，未有不效者。其证以心动悸为主。若见脉结代，则其证为重，宜加重药量。否则，但觉头眩者为轻，投之更效。推其所以心动悸之理，血液不足故也，故其脉必细小异常。妇女患此证之甚者，且常影响及于经事。动悸剧时，左心房处怦怦自跃，不能自已。胆气必较平时为虚，不胜意外之惊恐，亦不堪受重厉之叫呼。夜中或不能成寐，于是虚汗以出，此所谓阴虚不能敛阳是也。及服本汤，则心血渐足。动悸亦安，头眩除，经事调，虚汗止，脉象复，其功无穷。盖本方有七分阴药，三分阳药，阴药为体，阳药为用。生地至少当用六钱，桂枝至少亦须钱半，方有效力。若疑生地为厚腻，桂枝为大热，因而不敢重用，斯不足与谈经方矣。

[**又按**] 按本汤证脉象数者居多，甚在百至以上，迟者较少，甚在六十至以下。服本汤之后，其数者将减缓，其缓者将增速，悉渐近于标准之数。盖过犹不及，本汤能削其过而益其不及，药力伟矣。又血亏甚者，其脉极不任按，即初按之下，觉其脉尚明朗可辨，约一分钟后，其脉竟遁去不见，重按以觅之，依然无有。至此，浅识之医未有不疑虑并生者。但当释其脉，稍待再切，于是其脉又至。试问脉何以不任按？曰：血少故也。迨服本汤三五剂后，脉乃不遁，可似受按。此皆亲历之事，绝非欺人之语。依理，一人二手，其脉当同，然而事实上不尔，左右二脉每见参商。脉理之难言，有如是者。

【赏析】

高年体虚，又因下利无度，遂令气阴衰竭，心阳不振，出现“脉来至止无定数”等险恶征象，病情危在旦夕。曹氏以附子理中合炙甘草汤益气救阴以复脉。是法是方，皆本诸《伤寒论》。药后迅即“脉和利止”，经方能愈重证，挽垂危，信然！

小建中汤证其一

王右，腹痛，喜按，痛时自觉有寒气自上下迫，脉虚弦，微恶寒，此为肝乘脾，小建中汤主之。

川桂枝三钱　大白芍六钱　生草二钱　生姜五片　大枣十二枚　饴糖一两

[按] 大论曰："伤寒二三日，心中悸而烦者，小建中汤主之。"又曰："伤寒，阳脉涩，阴脉弦，法当腹中急痛，先与小建中汤。"《要略》曰："虚劳，里急，悸，衄，腹中痛，梦失精，四肢酸疼，手足烦热，咽干，口燥，小建中汤主之。"似未言有寒气上自胸中、下迫腹中之证，惟吾师以本汤治此寒气下迫之证，而兼腹痛者，其效如神。

推原药理，有可得而言者，盖芍药能活静脉之血故也。详言之，人体下身静脉之血自下上行，以汇于大静脉管，而返注于心脏。意者本证静脉管中必发生病变，有气逆流下行，故痛。须重用芍药，以增静脉回流之力。而消其病变，故病可愈。昔吴兄凝轩患腹中痛，就医久治不愈。自检方书，得小建中汤，乐其能治腹痛，即照录原方，用白芍至六钱、桂枝至三钱。自以为药量仅及古人十之一，轻甚，且未用饴糖。服后，腹中痛随除，惟反觉其处若空洞无物，重按更适。盖其时腹中静脉血向上回流过盛，动脉血不及调剂，又无饴糖以资补充故也。凝轩曾历历为吾言，可为明证。学者可暂识此理，更与下述奔豚各案合考之，自得贯通之乐。

今之医者每不用饴糖，闲尝与一药铺中之老伙友攀谈，问其历来所见方中，有用饴糖者乎？笑曰：未也，可见一斑。先贤汪讱庵曰："今人用小建中者，绝不用饴糖，失仲景遗意矣。然则近古已然，曷胜叹息。"夫小建中汤之不用饴糖，犹桂枝汤之不用桂枝，有是理乎？

【赏析】

本案为中阳不足、里虚腹痛证。患者腹痛喜按，脉虚弦，恶寒，为阴寒气盛、中阳不足、肝木乘脾所致，故以小建中汤治之而愈。本汤功能补虚安中，缓急止痛。汤名建中者，建者立也，因中气不足，以此重立之也，此汤寓发汗于不发之中。曰小者，以半为解表，不全固中也。小建中汤重用饴糖，甘温为君补中；白芍为臣，酸甘益阴；佐以桂枝之辛温发散，合白芍以调和营卫；又以甘草、大枣、生姜甘缓辛温，养胃和中，故能温养中气，平补阴阳，调和营卫。本案与前案症状略有出入，前案阴寒更盛，里虚较重，故用小建中汤加味，此案较轻，故以小建中汤主之而不加味，但其为里虚则一也。

小建中汤证其二

顾右，十月二十六日产后，月事每四十日一行，饭后则心下胀痛，日来行经，腹及少腹俱痛，痛必大下，下后忽然中止，或至明日午后再痛，痛则经水又来，又中止，至明日却又来又去，两脉俱弦，此为肝胆乘脾脏之虚，宜小建中加柴芩。

桂枝三钱　生白芍五钱　炙草二钱　软柴胡三钱　酒芩一钱　台乌药钱半　生姜五片　红枣十二枚　饴糖三两

拙巢注：一剂痛止，经停，病家因连服二剂，痊愈。

［**按**］余初疑本证当用温经汤加楂曲之属，而吴兄凝轩则力赞本方之得。师曰：大论云：“伤寒，阳脉涩，阴脉弦，法当腹中急痛，先与小建中汤，若不瘥者，小柴胡汤主之。”我今不待其不瘥，先其时加柴芩以治之，不亦可乎？况妇人经水之病，多属柴胡主治，尔侪察诸云云。翌日据报，病向愈矣。

【赏析】

《伤寒论》第102条：“伤寒，阳脉涩，阴脉弦，法当腹中急痛，先与小建中汤；不瘥者，小柴胡汤主之。”本条讲述了少阳兼里虚寒的证治。“伤寒”概指感受外邪；“阳脉涩”即浮取脉涩，提示平素营血不足，流行不畅。“阴脉弦”，即沉取脉弦，沉主里，主阳气不足。弦脉主痛又主少阳。“腹中急痛”，乃里阳不振，寒自内生，寒主收引而致腹中挛急疼痛。治法宜先里后表，先里用小建中汤温中补虚，缓急止痛；若服药后里虚已除，而少阳证不罢者，可再用小柴胡汤和解少阳。此为其常，然临证之中尤须知常达变。其有先后使用者，亦可同时使用。本案辨证运用小建中合柴芩治疗的《伤寒论》依据，一是源于第102条论述，二是论中小柴胡汤用于治疗经水适来适断病证，合参二条，此案则易于明了。

当归建中汤证

宗嫂，十一月十七日。月事将行，必先腹痛，脉左三部虚，此血亏也，宜当归建中汤。

全当归四钱　川桂枝三钱　赤白芍各三钱　生甘草钱半　生姜三片　红枣七枚　饴糖二两，冲服

[按] 当归建中汤，即桂枝汤加味也。姑以本方为例，甘草之不足，故加饴糖。白芍之不足，故加赤芍。桂枝之不足，故加当归。《本经》表桂枝治上气咳逆，表当归治咳逆上气，然则其差也仅矣。我今用简笔法，略发其义于此，而贻其详畀读者。

【赏析】

本案患者"月事将行，必先腹痛"，加之"脉左三部虚"，因而辨证其为"此血亏也"，即因虚失养所致腹痛，故治疗以当归建中汤。至于方药配伍分析，饴糖助甘草温中补虚、赤芍助白芍养阴和营、当归伍桂枝温经养血，是另辟蹊径加以阐释，思维独到。

黄芪建中汤证（附列门人治验）

王女士，初诊。经停九月，咳呛四月，屡医未效。按诊脉象虚数，舌苔薄腻，每日上午盗汗淋漓，头晕，心悸，胸闷，胁痛，腹痛喜按，食少喜呕，夜寐不安，咳则并多涎沫。证延已久，自属缠绵。拟先治其盗汗，得效再议。

川桂枝一钱　大白芍二钱　生甘草八分　生姜一片　红枣四枚　粽子糖四枚　全当归二钱　花龙骨四钱，先煎　煅牡蛎四钱，先煎

[按] 病者王女士为友人介绍来诊者，年龄十六，经停始于今春，迄今约九月矣。诘其所以，答谓多进果品所致。察其皮色无华，咳呛不已，缓步上梯，竟亦喘息不止。他状悉如脉案所列，盖流俗所谓干血痨也。曾历访中西

名医，遍求村野丹方，顾病势与日俱增，未如之何焉。余初按其脉，即觉细数特甚。按表计之，每分钟得一百四十余至，合常人之脉搏恰强二倍。依旧说，此为木火刑金，凶象也。依新说，肺病贫血甚者，脉管缩小故也，其预后多不良云云。据述在家终日踡卧被中。如是则恶寒稍瘥。余相对之顷，实难下药。乃默思本证之症结有三：经停不行，其一也；肺病而咳，其二也；腹痛恶寒而盗汗，其三也。将用攻剂以通其经乎，则腹无癥瘕，如虚不受劫何？将用肺药以止其咳乎，则痨菌方滋，如顽不易摧何？无已，姑治其腹痛恶寒而盗汗，用当归建中汤合桂枝龙骨牡蛎法，疏极轻之量以与之。粽子糖者，即饴糖所制，糖果店所售，较用饴糖为便捷，此吾师法也。病家持此方笺以购药，药铺中人又笑曰：糖可以为药，此医可谓幽默矣。

越三日，病者来复诊，喜出望外，欣然告谢。

二诊：三进轻剂当归建中汤加龙骨牡蛎，盗汗已除十之三四，腹痛大减，恶风已罢，胸中舒适，脉数由百四十次减为百二十次，由起伏不定转为调匀有序，大便较畅，咳嗽亦较稀，头晕心悸略瘥。前方尚合，惟量究嫌轻。今加重与之，俟盗汗悉除，续谋通经。

炙黄芪三钱　川桂枝钱半　肉桂心二分　炙甘草钱半　大白芍三钱　全当归四钱　生姜二片　红枣八枚　粽子糖六枚　龙骨六钱，先煎　牡蛎八钱，先煎

［按］病者曰："吾初每夜稍稍动作，即觉喘息不胜，自服前方三小时后，喘息即定，虽略略行动，无损矣。三服之后，恙乃大减。向吾进饭半盅，今已加至一全盅矣。"余初以为腹痛稍定，即为有功，不意咳嗽亦瘥，脉搏反减而调。

又越三日，病者来三诊。神色更爽于前，扶梯而上，已无甚喘急之状。询之，答谓盗汗悉除。恶风已罢，日间喜起坐，不嗜卧矣。饭量由一盅加至一盅有半。而其最佳之象，则尤为脉数由百二十至，减为百十有四至，咳嗽亦大稀，舌苔渐如常人。余乃改用润肺养阴、宁咳化痰之剂，如象贝、杏仁、款冬、紫菀、麦冬、沙参之属。五剂竟无进退。后有老医诏余曰：子之弃建

中而用贝杏者，误也。若是之证，当换笺不换方，虽服之百日，不厌其久也。余谨志而谢之。

于此有一重要问题之发生，不容搁置而勿论焉，问题维何？即所谓阳虚虚劳、阴虚虚劳之辨是也。后贤多谓古时所患虚劳多属阳虚虚劳，宜建中剂。今世所患虚劳，多属阴虚虚劳，宜养阴剂。二者误用，祸如反掌云云。而《兰台轨范》之说，则较为近理。《轨范》曰："古人所云虚劳，皆是纯虚无阳之证，与近日之阴虚火旺、吐血咳嗽者，正相反，误治必毙。今日吐血咳嗽之病，乃血证，虽有似虚劳，其实非虚劳也。"又曰："小建中汤治阴寒阳衰之虚劳，正与阴虚火旺之病相反，庸医误用，害人甚多，此咽干口燥，乃津液少，非有火也。"又汤本氏云："余往年误认师论及诸家学说，用黄芪建中剂于肺结核。常招失败。当时学识尚浅，不知其故。及读《兰台轨范》诸书，乃始晓然。惧后之人蹈余覆辙，故表而出之，盖胶饴性大温，有助长炎症之弊。芍药之收敛，又有抑遏皮肤肺肠肾脏排泄功能之作用。故误用本方于肺结核时，一方面助长炎症，他方面阻止结核菌毒素之排泄，故令病势增恶耳。"

按以上诸家之说，诚足为吾人参考之资，请重以余浅薄之经验衡之。本案王女士所患之病，确为肺结核，使汤本氏之说而信，又安能六服轻剂建中汤，而得大效耶？推求其得效之故何在，亦无非此肺结核者，适有建中汤之证耳。使其无建中汤证，则其不效，当如汤本氏所期矣。诚以结核之范围至广，结核之病期至久，其间变化万端，岂某一方所能主治，又岂必无某一方所适治之证？故曰建中汤不得治肺结核，犹曰桂枝汤不能治太阳病（适为脉紧无汗之麻黄证），其失维一。

至《轨范》所云：阴虚火旺，吐血咳嗽，确为肺痿，为肺痈，为血证，《要略》自有正治。请检本书肺痈案所载，即可得其一隅。其案内附记之曹夫人恶寒盗汗，与阳虚虚劳几无以异。然卒能以甘寒之药愈之，其不混淆为一者，辨证之功也。

后人误称此等证亦曰虚劳，于是有阳虚虚劳、阴虚虚劳之辨。实则古今人同有此所谓二种虚劳之证，后人既误其名称，复化其药味，驯至古今判然，学者大惑。负整理中医之责者，又安可不揭其秘也哉？

曹颖甫曰：通俗医界莫不知培土生金之说，然往往不能用之适当者，不通仲师之医理故也。夫阳浮阴弱则汗自出，汗常出则脾病，而肺亦病。肺病则气短矣，汗常出则恶风矣，故桂枝汤本方原为扶脾阳作用，仲师不曰系在太阴乎？病积既久，脾阳益虚，肝胆之气乘之，乃至胸胁腹中俱病，故加饴糖以补脾，饴糖者麦精所煎也。但使脾阳既动，饮食入胃，自能畅适。当归、黄芪亦补脾之药也，加龙骨、牡蛎，则《金匮》虚劳盗汗之方治也。要而言之，不过是培土生金之用。苟得其精理所在，幸无为群言所乱也。

［又按］本案拙见意谓肺痨病者确有时属建中汤证，而谭次仲先生之卓识，则更进一步，确定建中汤为治虚痨之主方，且阐述其义，无不与西医学相吻合。其言曰："盖治肺痨，最重要的对症疗法为健胃与营养，以使体重增加，肺之局部症状，因而轻快之一法。考《金匮·虚劳篇》，首立小建中汤。本汤以桂枝、生姜为君，此即西药中所谓芳香辛辣之健胃剂也。方中配以饴糖，即西药中之滋养品也。三味均西医所同备者。而证以中医之解释，亦无丝毫违异焉。陈修园云：建中者，建立其中气也。尤在泾云：治虚劳而必以建中者，何也？盖中者，脾胃也。盖虚劳不足，纳谷者昌，故必立其中气，中气之立，必以建中也。余谓古人以建中汤谓健胃剂，此非其明证欤？且桂枝之芳香，能缓解气管支神经之痉挛，有排痰镇咳之效，已于《痰饮篇》之苓桂术甘汤开其端，所以仲景立小建中汤为治虚劳之主方也（但痰多者嫌其太甜，燥多者嫌其太热，可用他药代之，而师其健胃营养之法可也）。其余若发热盗汗，失精梦交，则有二加龙牡汤，及桂枝加龙牡汤，失眠则有酸枣仁汤，腰痛有肾气丸，补虚有黄芪建中汤，此皆仲圣治虚劳之正法，俱载《金匮·虚劳篇》中。考西医对肺结核之药物疗法，若合符节焉。"（见《中西医药》二卷二期）高瞻远瞩，弥足钦也！

【赏析】

本案"经停九月，咳呛四月"，"脉象虚数，舌苔薄腻"，"盗汗淋漓，头晕，心悸，胸闷，胁痛，腹痛喜按，食少喜呕，夜寐不安，咳则并多涎沫”，属诸虚损不足之证，先后用当归建中汤、黄芪建中汤调补诸气血阴阳之不足而愈，案中已详细阐述，当细心揣摩。

至于阳虚虚劳与阴虚虚劳之区别、肺结核之养阴补虚与温中补虚之体会，均以中医思维为旨归，不必以病为依据，方合中医辨证治疗之根本。

前述依次使用了小建中汤、当归建中汤和黄芪建中汤，下面归三方之来源、主治、功效及主要区别概述于下：

小建中汤方出于《伤寒论》第100条“伤寒，阳脉涩，阴脉弦，法当腹中急痛，先与小建中汤，不瘥者，小柴胡汤主之”。第102条“伤寒二三日，心中悸而烦者，小建中汤主之”。《金匮要略·血痹虚劳病》第13条“虚劳里急，悸，衄，腹中痛，梦失精，四肢酸痛，手足烦热，咽干口燥，小建中汤主之”。《金匮要略·妇人杂病》第18条“妇人腹中痛，小建中汤主之”。该方由桂枝三两、芍药六两、炙甘草二两、生姜三两、大枣十二枚、胶饴一升组成。具温中补虚、和里缓急之效，主治中焦虚寒、肝脾不和证。

当归建中汤方出自《金匮要略·妇人产后病》附方（二），“《千金》内补当归建中汤，治妇人产后虚羸不足，腹中刺痛不止，吸吸少气，或苦少腹拘急，挛痛引腰背，不能食饮，产后一月，日得服四五剂为善。令人强壮宜。”该方由当归四两、桂枝三两、芍药六两、甘草二两、生姜三两、大枣十二枚组成。若大虚，加饴糖六两，汤成内之，于火上暖令饴消。若去血过多，崩伤内衄不止，加地黄六两、阿胶二两，合八味，汤成内阿胶。（若无当归，以川芎代之；若无生姜，以干姜代之。）具有温补气血、缓急止痛之功，主治产后虚羸不足，腹中隐痛不已，吸吸少气，或小腹拘急挛痛引腰背，不能饮食者。

黄芪建中汤出自《金匮要略·血痹虚劳病》第14条“虚劳里急，诸不足，黄芪建中汤主之”。及《金匮要略·血痹虚劳病》第22条“男子黄，小便自利，当与虚劳小建中汤”。该方由桂枝三两、芍药六两、炙甘草二两、生姜三两、大枣十二枚、胶饴一升、黄芪一两半组成。具有温中补气、和里缓急之功，主治阴阳气血俱虚证。

当归建中汤系小建中汤加当归组成，其证则较小建中汤证更见血虚；黄芪建中汤则于小建中汤内加黄芪，则益气建中之力增加，用于治疗诸虚不足之证。

芍药甘草汤证其一

四嫂，十一月十三日。足遇多行走时则肿痛，而色紫，始则右足，继乃痛及左足。天寒不可向火，见火则痛剧。故虽甚恶寒，必得耐冷。然天气过冷，则又痛。眠睡至浃晨，而肿痛止，至夜则痛如故。按历节病足亦肿，但肿常不退，今有时退者，非历节也。惟痛甚时筋挛，先用芍药甘草汤以舒筋。

赤白芍各一两　生甘草八钱

拙巢注：二剂愈。

【赏析】

本案为气血凝滞、脉络瘀阻证。患者两足肿痛，痛甚筋挛，肿痛色紫，并非伤寒误治所致，但其气血流行不畅，络脉瘀阻则同，故用白芍以滋其不足之阴血；赤芍以疏其瘀阻之络脉；甘草缓急，合芍药酸甘化阴，善舒挛急而镇痛。本方为治脚挛急之专方，以脾主四肢，胃主津液，阳盛阴虚，脾不能为胃行其津液，以灌四旁，故足挛急。用甘草以生阳明之津，芍药以和太阴之液，其脚即伸，此亦用阴和阳法也。芍药甘草汤治脚痛神效，患者服三剂病即愈。其治腹痛亦最效，如脉迟为寒，本方加干姜；脉洪为热，加黄连，具有左宜右有之妙用。

芍药甘草汤证其二（附列门人治验）

老妈，二月七日。右足行步不良，此有瘀滞也，宜芍药甘草汤以疏之。

京赤芍八钱　生甘草四钱

［按］挚友张君挚甫客居海上，雇有年老女佣一人，方来自原籍浙江黄岩，未越半月，而病已七日矣。其病右足拘急，不能行，行则勉强以跟着地，

足尖向上，如躄者然。夜则呼痛达旦，阖家为之勿寐。右足踝骨处又因乘轮擦伤，溃烂不能收口。老媪早年尝有所谓疯气之疾，缠绵三年方愈，自惧此番复发，后顾堪虞，嗒然若丧，哭求归里。挚甫怜之，亟来请诊。余细察之，右胫之皮色较左胫略青，乃疏上方。方成，挚甫以为异，亲为煎煮。汤成。老媪不肯服。曰：服之无济也，吾年前之恙略同于此，三年而后已，今安有一药而瘥者？强而后进。

翌日复诊，媪右足已能全部着地，惟溃烂处反觉疼痛。余即就原方加生甘草二钱，使成六钱。炙乳没各八分，外用阳和膏及海浮散贴之。

又翌日访之，老媪料理杂务，行走如健时。及见余，欢颜可掬，察之，右胫青色略减，溃处亦不痛矣。挚甫率之，长揖共谢。曰：君之方，诚神方也，值廉而功捷。余逊辞曰：我不能受君谢，君当致谢于吾师，吾师尝用此而得效也。然吾师将亦曰：我不能受君谢，君当致谢于仲师。仲师曰：作芍药甘草汤与之，其脚即伸也。挚甫略知医，曰：有是哉！执此观之，今人以本汤为小方，不屑一用之者，非也。或姑信而用之，而药量欠重，不效如故，致用而失望者，亦未达一间也。然则究竟芍药之功用为如何？吾友吴君凝轩曰：芍药能活静脉之血，故凡青筋暴露、皮肉挛急者，用之无不效。善哉，一语破千古之奥谜，酸收云乎哉？

芍药能令足部之静脉血上行，使青筋隐退，步履如旧者，此芍药甘草汤中芍药之功也。患桂枝汤证者服桂枝汤后，其动脉血既畅流于外，使无芍药助之内返，岂非成表实里虚之局，此桂枝汤中芍药之功也。虽有自下达上、自表返里之异，其属于静脉一也。

抑芍药甘草汤不仅能治脚挛急，凡因跌打损伤，或睡眠姿势不正，因而腰背有筋牵强者，本汤治之同效。余亲验者屡，盖其属于静脉瘀滞一也。缘动脉之血由心脏放射于外，其力属原动而强，故少阻塞。静脉之血由外内归于心脏，其力近反动而较弱，故多迟滞。迟滞甚者，名曰血痹，亦曰恶血。故《本经》谓芍药治血痹，《别录》谓芍药散恶血。可知千百年前之古语，悉合千百年后之新说，谁谓古人之言陈腐乎？

曹颖甫曰：辛未之秋，予家筱云四弟妇来诊，无他病，惟两足酸疼，拘急三年矣。其子荫衢问可治与否，予告以效否不可必，药甚平稳，不妨姑试之，乃为用赤白芍各一两、生草八钱。至第三日，荫衡来告曰：服经两剂，今已行步如常矣。而佐景所用，效如桴鼓者乃又如此，此可为用经方者劝矣。

芍药一味，李时珍《本草》所引诸家之说率以为酸寒。历来医家以讹传讹，甚有疑桂枝汤方中不应用芍药。予昔教授于石皮弄中医专校，与马嘉生等向药房取赤白芍亲尝之。白芍味甘微苦，赤芍则甚苦。可见《本经》苦平之解甚为的当，予谓苦者善泄，能通血络之瘀，桂枝汤为解肌药，肌腠为孙络所聚，风袭肌理则血液凝闭而不宣，故必用芍药以通之。然予说但凭理想，今吴生凝轩乃有芍药活静脉之血一解，足证予言之不谬。读《伤寒论》者可以释然无疑矣。

［又按］ 以上自桂枝加龙骨牡蛎汤至当归建中汤凡四证，皆从桂枝汤加减。桂枝加龙骨牡蛎汤以盗汗失精为主，炙甘草汤以心动悸为主，小建中汤以腹中痛为主，当归建中汤以妇人经产为主，黄芪建中汤以虚劳诸不足为主，皆大补之方。余曾揭桂枝汤为补方之义，读者或不置信，今也能毋释然？仲圣于桂枝汤之加减示范独详者，留他汤为后人作隅反，不徒省笔墨已也。至芍药甘草汤与桂枝甘草汤同为组成桂枝汤之母方，并表之以彰其功。

【赏析】

曹氏以配伍精巧的小方芍药甘草汤治愈多例两足拘挛之证。比如辛未之秋，一妇人两足酸疼、拘急，三年之久，无他病，治以芍药甘草汤，服药仅两剂，患者即步行如常，效如桴鼓。此为巧用经方之典范，曹氏抓住《伤寒论》原文29条所言“脚挛急”为辨证要点，使用芍药甘草汤治愈多例足痛拘挛之顽证。此种抓主症辨证方法的熟练使用，是曹氏熟读经典，深悟经典，反复实践的结果。

大陷胸汤证其一

沈家湾陈姓孩，年十四，独生子也。其母爱逾掌珠，一日忽得病，邀余出诊。脉洪大，大热，口干，自汗，右足不得伸屈。病属阳明，然口虽渴，终日不欲饮水，胸部如塞，按之似痛，不胀不硬，又类悬饮内痛。大便五日未通。上湿下燥，于此可见。且太阳之湿内入胸膈，与阳明内热同病。不攻其湿痰，燥热焉除？于是遂书大陷胸汤与之。

制甘遂一钱五分　大黄三钱　芒硝二钱

返寓后，心殊不安。盖以孩提娇嫩之躯，而予猛烈锐利之剂。倘体不胜任，则咎将谁归？且《伤寒论》中之大陷胸汤证，必心下痞硬，而自痛，其甚者或有从心下至少腹硬满，而痛不可近为定例。今此证并未见痞硬，不过闷极而塞，况又似小儿积滞之证，并非太阳早下失治所致。事后追思，深悔孟浪。至翌日黎明，即亲往询问。据其母曰：服后大便畅通，燥屎与痰涎先后俱下，今已安适矣。其余诸恙，均各霍然。乃复书一清热之方以肃余邪。嗣后余屡用此方治胸膈有湿痰、肠胃有热结之证，上下双解，辄收奇效。语云：胆欲大而心欲小，于是益信古人之不予欺也！

[**按**] 余未从师前，曾遇一证。病者为一肥妇，自谓不病则已，病则恒剧。

时当炎暑，初起，微恶风寒，胸闷，医者予以解表祛暑之方，二剂而病增。改就伤寒专家诊治，予淡豆豉、黑山栀等药。三日病更剧，专家拒而勿治。病家计无所出，乃问道于余。细审病状，胸中闷热特甚，以西药消炎膏涂其胸部，则热气腾腾上冒，如蒸笼然。且苦咯痰不出，得少许，皆黏腻不堪，似二指引之，不断如线。大便不行，全身壮热，口渴引饮，病殊棘手。因思前医既汗之不解，乃予大剂白虎以清之。服后，成效渺然，胸中闷热如故。遂亟请更医，投以化痰之剂，若枳实、竹茹、象贝、杏仁之属，都为一方。服竟，得寐片刻，醒则依然。病家迫不得已，乃赉重金，敦延负时誉之名医某。医至，持脉不二分钟，辄详言病状，历历如绘，旁听者咸惊为神。于是展纸书案，洋洋大篇，积满二笺，得数百言。

其大意曰：湿温为病，汗之不解，清之不愈，仅可用辛平一法，以宣泄之。倘发白瘖，则吉，否则危。其方药第一味，为枇杷叶三钱，去毛包煎，余如象贝、杏仁、蝉衣、丝瓜络等，悉属王道和平之品，量亦绝轻。方成，其家人持以请教最初之医，医曰：此方和平，任何人，任何时，服均无损。于是病家遂与服。服后效否，自在阅者明鉴之中，无庸赘陈。然病家笃信名医，名医自为悉心调治。果出白瘖，悉如预言，先后四十余日，病乃渐瘥。余深惭从前学识疏浅，及今追忆，此妇之疾，实大陷胸汤证也！观其胸中苦闷之状，如顽敌负固而守，恰无二致，不有劲旅，如甘遂、硝黄等将军者，安能披坚陷阵，而底于平哉？然则“陷胸”二字，其义亦深长矣。

《王孟英医案》云：“陈赤堂令正患感，面赤不眠，烦躁谵语，口甘渴腻，溲涩而疼，顾听泉多剂清解未应。孟英切其脉，左弦洪而数，右滑而溢，胸次痞结，大解未行。肝阳上浮，肺气不降，痰热阻痹，邪乃逗留。与小陷胸汤，合温胆雪羹，加旋薤投之，胸结渐开。乃去半夏，而送当归龙荟丸，谵语止且能眠，参以通幽汤，下其黑矢。三次后，始进养阴和胃而痊。”

陆士谔按云：“面赤不眠，烦躁谵语，口甘渴腻，溲涩而疼，脉左弦洪而数，右滑而溢，胸次痞结，大解未行，显然邪热熏灼，顽痰阻滞。与小陷胸合温胆雪羹加旋薤，破结舒气化痰，实为吃紧之治。当归龙荟丸乃是钱氏方，当归、龙胆草、山栀、川连、川柏、黄芩、大黄、芦荟、青黛、木香、麝香专治肝经实火者。通幽汤则东垣方也，当归身、升麻梢、桃仁、甘草、红花、生熟地。参其法者，吾意升麻、熟地当必去也。”以上王案陆按相得益彰，与上述肥妇案之名医用枇杷叶、蝉衣者，实有霄壤之别。然此案设逢吾师诊治，其必用大陷胸汤无疑。其奏效之捷，吾知必较小陷胸汤加味更胜一筹也。

细考本汤证，显属阳明，其由太阳传来者居多，不必定由误下所致。盖太阳发汗不畅，表证虽罢，而宿水积浊，留恋膈上，又加阳明之燥热，闭结于下，炎炎上熏，致湿浊凝为痰涎，欲吐不能，故胸闷特甚。细考其完全见证，厥为发热，不恶寒，但恶热，面目赤，喉中有痰声，痰黏而稠，苦咯之不出。胸闷之外，甚者微痛，不欲饮，即饮而不多，脉大而实，大便三日以上未行，苔黄腻，不咳者多，其胁或痛或不痛。故必用甘遂，方能祛膈间之浊痰；必用硝黄，方能除上炎之阳热。若但用硝黄，不用甘遂，则湿浊上据，下热得其掩护，将不肯去。否则，徒以白虎清之，则釜底之薪火未除，热无由减；徒以温胆化之，则平淡之药力嫌轻，痰无由化。若汗之，则更不合，所谓清之不愈，汗之不解，于是转为痞之变，而所谓湿温之病成矣。

以上所论结胸之证，似犹为结胸之一式，若《伤寒论》所言结胸，其义更广。大论曰："伤寒六七日，结胸热实，脉沉而紧，心下痛，按之石硬者，大陷胸汤主之。"此结胸之以心下石硬为主症者也。又曰："伤寒十余日，热结在里，复往来寒热者，与大柴胡汤。但结胸，无大热者，此为水结在胸胁也，但头微汗出者，大陷胸汤主之。"此结胸之以胸胁水结为主症者也。又曰："太阳病，重发汗，而复下之，不大便五六日，舌上燥而渴，日晡所小有潮热，从心下至少腹硬满，而痛不可近者，大陷胸汤主之。"此以少腹痛为主症者也。若是诸式结胸，吾信本汤皆能疗之，与五苓散之治水，能治水之壅在下焦者，亦能治水之壅及中焦者，更能治水之壅及上焦者，实有异曲同工之妙。

大论本汤方下云："上三味，以水六升，先煮大黄，取二升，去滓，内芒硝，煮一二沸，内甘遂末，温服一升，得快利，止后服。"至吾师之用本方，病者常将三药同煎，不分先后，亦不用末，服后每致呕吐痰涎，继而腹中作痛，痛甚乃大便下，于是上下之邪交去，而病可愈。窃按甘遂用末和服，其力十倍于同量煎服，吾师常用制甘遂钱半同煎，以治本证。若改为末，量当大减，切要切要。甘遂服后之反应，互详下列悬饮案。

陆渊雷按云："结胸既由误下而得，复以大陷胸汤峻下。舒驰远既疑之，铁憔先生亦谓大陷胸不可用。太炎先生云：'结胸有恶涎，此有形之物，非徒无形之热也。非更以下救下，将何术哉？然江南浙西妄下者少，故结胸证不多见，而大陷胸汤之当否，亦无由目验也。吾昔在浙中，见某署携有更夫。其人河北人也，偶患中风，遽饮皮硝半碗，即大下，成结胸。有扬州医以大陷胸下之，病即良已，此绝无可疑者。'"按以下救误下，是犹将计就计，良工之谋，奚用疑为？故每读医书，辄佩太炎先生之伟论，非无因也。

先贤余听鸿云："泰兴太平洲王姓妇，始而发热不甚，脉来浮数，舌苔薄白，因其发热，投以二陈、苏叶等，其舌即红而燥，改投川贝、桑叶等，其舌又白。吾师兰泉见其舌质易变，曰：此证大有变端，使其另请高明。王姓以为病无所苦，起居如常，谅无大患。后延一屠姓医诊之，以为气血两虚，即服补中益气两三剂，愈服愈危，至六七剂，即奄奄一息，脉伏气绝。时正酷暑，已备入木。吾师曰：王氏与吾世交，何忍袖手，即往视之。见病人仰卧正寝，梳头换衣，备入木矣。吾师偕余细视，面不变色，目睛上反，唇色尚红，其形似未至死。后将薄纸一张，盖其口鼻，又不见鼓动。气息已绝，按脉亦绝。吾师左右踌躇，曰：未有面色不变、手足尚温而死者！后再按其足上太冲、太溪，其脉尚存。曰：未有见足脉尚存，而手脉已绝者，必另有别情，即将其衣解开，按其膻中，石硬而板重。力按之，见病人眉间皮肉微动，似有痛苦之状。吾师曰：得矣，此乃大结胸之证也！非水非痰，是补药与热邪搏结而成，医书所未载也。即书大黄一两、芒硝三钱、厚朴三钱、枳实三钱、莱菔子一两、瓜蒌皮一两，先煎枳、朴、莱、蒌，后纳大黄滤汁，再纳芒硝滤清。将病人牙关挖开，用竹箸两只，插入齿中，将药汁渐渐灌入，自午至戌，方尽一剂。至四更时，病人已有气息，至天明，稍能言语，忽觉腹中大痛。吾师曰：病至少腹矣，当再服原方半剂，腹大痛不堪，下燥矢三十余枚，而痛即止。后调以甘凉养胃。”（录《诊余集》）按：此乃大陷胸证之变局，大陷胸汤之活用，神而明之，竟能起九死于一生，为医者不当若是乎！

吾师自治本案用大陷胸汤得效，其后屡屡用之，率奏奇功。余尝亲见，师家一房客，母女三人患病相似，师疏大陷胸汤与之，令三人合饮，次日均瘳。夫以此告人，人能信之乎？

曹颖甫曰：太阳之传阳明也，上湿而下燥。燥热上熏，上膈津液悉化黏痰。承气汤能除下燥，不能去上膈之痰。故有按之不硬之结胸，惟大陷胸汤为能彻上下而除之。原不定为误下后救逆之方治也。治病者亦观其通焉可耳。

［**又按**］王季寅先生作《同是泻药》篇曰：“民十八四月某日，狂风大作，余因事外出，当时冒风，腹中暴疼。余夙有腹疼病，每遇发作，一吸阿

芙蓉，其疼立止。不料竟不见效，服当归芍药汤加生军一剂，亦不应。时已初更，疼忽加剧，家人劝延针医。余素拒针，未允所请。至午夜，疼如刀绞，转侧床头，号痛欲绝。无何，乃饮自己小便一盅，始稍安。已而复作，状乃如前。黎明家人已延医至矣。遂针中脘，以及各穴，凡七针。行针历五小时，痛始止。据该医云，腹部坚硬如石，针虽止疼一时，而破坚开结，非药不克奏功。因拟顺气消导之方。余不欲服，家人再三怂恿，勉进一剂，病不稍减。翌日，家人仍欲延前医。余坚辞曰：余腹坚硬如石，决非顺气化痰所能奏效，惟大承气或可见功，因自拟生军三钱、枳实二钱、厚朴三钱、芒硝五分。服后，时许，下积物甚多，胸腹稍畅。次日，胸腹仍觉满闷硬疼，又进二剂，复下陈积数次。元气顿形不支，因改服六君子汤三剂。后元气稍复，而胸腹满疼，仍自若也。更服大承气二剂，不惟疼痛丝毫未减，腹中满硬如故，而精神衰惫，大有奄奄欲毙之势。因念攻既不任，补又不可，先攻后补，攻补兼施，其效犹复如此。生命至是，盖已绝望矣！谈次，忽忆伤寒小结胸病，正在心下，按之始痛，大结胸则从心下至少腹硬满，不待按，即痛不可近。余之初病，即胸腹坚硬如石，号痛欲绝者，得毋类是？惟大结胸以大陷胸汤为主治，此汤之药仅大黄、芒硝、甘遂三味。硝黄余已频服之矣。其结果既如上述，加少许甘遂，即能却病回生耶？兴念及此，益旁皇无以自主。既思病势至此，不服药即死，服之或可幸免，遂决计一试。方用生军二钱，芒硝五分，甘遂末一分。药既煎成，亲友群相劝阻，余力排众议，一饮而尽。服后，顿觉此药与前大不相同，盖前所服硝黄各剂，下咽即觉药力直达少腹，以硝黄之性下行最速故也。今服此药，硝黄之力竟不下行，盘旋胸腹之间，一若寻病者然。逾时，忽下黑色如棉油者碗许，顿觉胸中豁朗，痛苦大减。四五剂后，饮食倍进，精神焕发。古人所谓用之得当，虽硝黄亦称补剂者，于斯益信。惟此汤与大承气汤，只一二味出入，其主治与效力有天渊之别，经方神妙，竟有令人不可思议者矣！嗣又守服十余剂，病已去十分之九，本可不药而愈。余狃于前服此汤，有利无弊，更服一剂，以竟全功。讵药甫下咽，顿觉心如焮，肺如捣，五脏鼎沸，痛苦不可名状。亟以潞参一两、黄芪五钱、饴糖半茶杯，连服二剂，始安。余深奇同是泻药，初服硝黄，则元气徒伤，继加甘遂，则精神反形壮旺。故详述颠末，而为之记。”（录《医界春秋》）细按本篇实有无上之价值。何者？病人服医者之药，每不能详言服后之变化，惟有医者服自疏之药，乃能体察周详，言之有物。观王先生之言，“今服大陷胸后，硝黄之力竟不下行，盘旋胸腹之际，一若寻病者然”，可谓一言发千古之秘，胜于后世注家之书，徒以空谈为依归者！此实验之所以可贵也。

曹颖甫曰：药不由于亲试，纵凭思索理解，必有一间未达之处。予昔服生附子，一身麻痹，至于洞泄秽浊之水，不能自禁，久乃沉沉睡去，比觉，而二十余日之泄泻竟尔霍然。若夫大陷胸汤，予但知令上膈湿痰，并中下燥矢俱去耳，且甚不解下后之更用硝黄，今观王君自记，始知硝黄与甘遂同煎，硝黄之性即与甘遂化合，而为攻治上膈湿痰之用，固不当失之毫厘也！

【赏析】

本案为热邪传里，与痰水相结而成大结胸证。此案辨证要点：口虽渴，终日不欲饮水，乃胸中素有水饮之故，此其一。胸部如塞，按之似痛，不胀不硬，是邪初传入，结尚未甚之故，此其二。大便五日未通，可知不独水热结于胸，且肠中亦已燥结，此其三。似此上下俱病，若但清其上，则邪无出路，徒攻其下，则胸中之邪不能解。大陷胸汤功能荡涤逐水，方用甘遂苦寒为君，使下陷之阳邪，上格之水邪，俱从腑间分解；芒硝、大黄之咸寒苦寒为臣，软坚泻热，共奏下夺之功。本方上下两顾，剂大而数少，取其迅疾，分解结邪，此奇方之制也，故服后大便通畅，燥屎与痰涎俱下而愈。

大陷胸汤证其二

袁茂荣，六月十九日。病延一月，不饥不食，小便多而黄，大便阙，但转矢气，脉形似和，脏无他病，下之当愈，上膈有湿痰，宜大陷胸汤。

生川军五钱，后入　制甘遂二钱，先煎　元明粉三钱，冲

［**按**］有名袁茂荣者，南京人，年四十四，以卖面为业，其面摊即设上海

民国路方浜桥顺泰当铺前人行道旁。体素健，今年六月间忽病，缠绵床笫者达一月之久，更医已屡，迄未得效。胸闷异常，不能食，两旬不得大便，一身肌肉尽削，神疲不能起床。半月前，胯间又起跨马疽，红肿疼痛，不能转侧，至是有如千斤重量负系其间。自问病笃，无可为已。曰：有能与我峻剂剧药者，虽死，无怨也！史君惠甫与茂荣居相近，怜其遇，慨然邀师诊。师至，按脉察证，曰：此易耳。不能食者，湿痰阻于上膈也。不大便者，燥矢结于大肠也。湿痰阻于上者，我有甘遂以逐之。燥矢结于下者，我有硝黄以扫之。一剂之后，大功可期，勿虑也。故师径用大陷胸汤如上载，但嘱服初煎一次已足。

茂荣以经营为生，性甚敏悟，虽不明医理，顾知此为剧药，必难下咽。因俟药汁稍凉，闭目凝睫，满欲一口而尽饮之。但药汁气味过烈，勉啜二口，辄不能续进，余其小半而罢。服后，呕出浓痰，且觉药力直趋腹部，振荡有声，腹痛随作，欲大便者三四次。卒无所下。至夜三鼓，腹痛更剧，乃下燥矢五六枚，随以溏粪。据云矢粪积于纸制香烟匣中，满二匣。予尝诘之曰：何不用便桶耶？曰：际此衰疲之时，尚有何能力起床耶？况家无长物，故权假烟匣作便桶耳。予为之莞尔。

翌早，茂荣一觉醒来，方入妙境。向之胸闷如窒者，今则渐趋清明，昨之腹痛如绞者，今则忽转敉平。而胯间之疽亦崩溃而脓出，重痛大除，盖内证愈而外疽无所附丽也。于是思食，能进粥一碗。喜悦之情无以复加，盖其与粥饭绝缘者，已一月有余，不意得重逢时也。后溃疽由西医调治十日，即告收功，不劳吾师之再诊矣。茂荣性情诚恳，而言语滑稽，予与惠甫崇景曾共访之，故知其病情稔。

夫大陷胸汤号称峻剂，世人罕用之，抑亦罕闻之，而吾师则能运之若反掌，抑亦何哉？曰：此乃四十年临诊之功，非骤可得而几也。苟强求之，非惟画虎不成，类犬贻讥，而人命之责实重也。予尝谓仲圣方之分类，若以其峻否别之，当作为三大类。第一类为和平方，补正而可去邪者也。姑举十方以为例：则桂枝汤、白虎汤、小柴胡汤、理中汤、小建中汤、炙甘草汤、吴茱萸汤、小青龙汤、五苓散、当归芍药散等是。若是诸汤证，遇之屡，而辨之易，故易中而无伤。第二类为次峻方，去邪而不伤正者也。并举十方以为例：则麻黄汤、大承气汤、大柴胡汤、四逆汤、麻黄附子细辛汤、大建中汤、大黄牡丹皮汤、桃核承气汤、葛根芩连汤、麻杏甘石汤等是。若是诸汤证亦遇屡而辨易，但当审慎以出之，为其不中则伤正也。第三类乃为峻方，是以救逆为急，未免伤正者也。举例以明之：则大陷胸汤、十枣汤、三物白散、瓜蒂散、乌头汤、皂荚丸、葶苈大枣泻肺汤、甘草半夏汤、甘草粉蜜汤、抵当汤等是。若是诸汤证，遇之较鲜，而辨之难确。用之而中，已有伤正之虞，不中，即有坏病之变，可不畏哉？佐景侍师数载，苦心钻研，于第一类和平方幸能施用自如，于第二类次峻方则必出之以审慎，亦每能如响斯应，独于第三类峻方，犹不敢曰能用。即遇的证，亦必请吾师重诊，方敢下药。此乃治医者必经之途径，不必讳饰。是故医士有能用第一类方，而不能用第二类、第三类方者，有能用第一类、第二类方，而不能用第三类方者，未闻有能用第三类方，而不能用第一类、第二类方者也。然则今有初学医者焉，毫无用方经验，见本案大陷胸汤证，惊其神而识其效。越日，偶遇一证，与本证相似，乃遽投以重剂大陷胸汤，可乎？吾知其未可也。是故治医之道，法当循序而渐进，切勿躐等以求功。多下一分苦工夫，方增一分真本事。阅者能体斯旨，方为善读书者。

曹颖甫曰：世人读仲景书，但知太阳误下成结胸，乃有大陷胸汤证，而不知未经误下，实亦有结胸一证，而宜大陷胸汤者。夫伤寒六七日，热实，脉沉紧，心下痛，按之石硬，及伤寒十余日，热结在里，无大热，此为水结在胸胁，二条皆示人以未经误下之结胸，读者自不察耳。予谓太阳传阳明之候，上湿而下燥，苟肠中燥火太重，上膈津液化为黏痰，结胸之病根已具，原不待按之石硬，然后定为结胸证。即水结在胸胁，胸中但见痞闷，而不觉痛者，何尝非结胸证也，此方予十年来验案甚多，一时不能追忆，暇时当检出之，以供快览。

【赏析】

大陷胸汤号称峻剂，世人很少运用，也很少听到。许多人读仲景书，只知太阳病误下成结胸，乃有大陷胸汤证。而不知未经误下，亦有结胸证，而宜大陷胸汤证。《伤寒论》第135条云："伤寒六七日，结胸热实，脉沉而紧，心下痛，按之石硬者，大陷胸汤主之。"第136条云："伤寒十余日，热结在里，复往来寒热，与大柴胡汤。但结胸，无大热者，此为水结在胸胁也，但头微汗出者，大陷胸汤主之。"此二条皆明示未经误下之结胸证。此案不能食，是有湿痰阻于上膈。不大便者，燥屎结于大肠。湿痰阻于上者，用甘遂以逐之；燥屎结于下者，用硝黄以下之。曹师能运之若反掌，此乃四十年临诊之功，非一日可得也。是故治医之道，法当循序而渐进，切勿躐等以求功。

曹氏立足临床，对大陷胸汤证的认识，不被《伤寒论》原文所局限，突破了对《伤寒论》原文中结胸三证"脉沉紧""心下痛""按之石硬"的认识。他提出，大陷胸汤证中有未经误下所致者，"上湿而下燥"是"结胸之病根"，不必等待病情发展至"按之石硬"，方可定为结胸证。

桃核承气汤证其一

罗夫人，七月二十三日。腹满胀，转矢气则稍平，夜不安寐。大便行，则血随之而下。以症状论，有似脾虚不能统血。然大便硬，则决非脾脏之虚，以脾虚者便必溏也。脉弦，宜桃仁承气汤。

桃仁泥三钱　生川军二钱，后下　川桂枝三钱　生草一钱　芒硝钱半，冲

[**按**] 病者服二剂后，大便畅而血止矣。

大论曰："太阳病不解，热结膀胱，其人如狂，血自下，下者愈。其外不解者，尚未可攻，当先解其外。外解已，但少腹急结者，乃可攻之，宜桃核承气汤。"本条即后人所据，指本汤为太阳腑病蓄血之方治也。盖膀胱为太阳之腑，本条之首见"太阳病"三字，条文又在《太阳篇》中，有此三证，得毋可信？佐景下愚，愿辟其非。

本条条文诸本稍有出入：原注曰："后云解外宜桂枝汤。"《玉函》"自"

上有“必”字，“愈”上有“即”字。成氏本“解”下无“其”字。《脉经》“其”外下有“属桂枝汤证”五字，《千金翼》同。窃意凡此种种出入，皆无关大要。惟条中“膀胱”二字诸本无异，窃引为大疑。今试先问蓄血证之小便如何？按桃核承气汤条未言，但抵当汤丸三条则已三复言之。曰：“以热在下焦，少腹当硬满，小便自利者，下血乃愈。”又曰：“少腹硬，小便不利者，为无血也。小便自利，其人如狂者，血证谛也。”又曰：“少腹满，应小便不利，今反利者，为有血也。”

然则蓄血证之小便利也。夫小便从膀胱出，今小便既利，彼膀胱何病之有？反是，凡膀胱热者，其小便必不利，甚或刺痛，宜猪苓、五苓之属，此为任人所知。然则以蓄血证言，膀胱实无热结，而“膀胱”二字之误，人每熟视不觉者，盖习非成是故耳。“膀胱”二字既误，反不若“下焦”二字为妥。下焦，犹言少腹之里也，其义虽太浑涵，假之为代名可也。学者欲知其真切病所，余今尚无辞以答，惟与其谓病所属膀胱，无宁谓属大肠与子宫。盖考诸实例，女子之瘀血有从前阴下者，有从大便下者，男子则悉从大便下。桃核承气汤煎服法中，又曰“当微利”，亦可以为证。抑谓病所在大肠与子宫，犹未尽妥，未竟之义姑留待高明发之。而热结不在膀胱，要可断言。又大论《厥阴篇》曰：“病者手足厥冷，言我不结胸，‘小腹’满，按之痛者，此冷结在‘膀胱’关元也。”知“膀胱”二字原用以代小腹之里，不可过于拘呆，否则，膀胱既属太阳，又何能再属厥阴乎？

余今解释桃核承气汤条文，可见文冠以“太阳病”三字者，汤不必限于太阳方也。本条之意若曰：“有人患太阳病，或延不医治，或医不如法，以致太阳病不解。同时其人又作他病，即热结于下焦少腹之里，发为动作如狂。设其人正气旺盛，自能逐下瘀血，如是，血自下者其病得愈。设其人正气不旺，无力逐邪者，当用药以攻之。但此时如其外太阳病依然未解，尚未可攻，当先解外。外解已，但少腹急结者，乃可用桃核承气汤攻之。”盖“外不解尚未可攻”云者，谓“太阳未罢，尚未可用阳明攻法”也。“外解已，但少腹急结者，乃可攻之云”者，谓“太阳已罢，但存阳明急结，乃可用硝黄攻下”

也。夫“解外宜桂枝汤”，人知桂枝汤为太阳方，“攻之宜桃核承气汤”，人何不知桃核承气汤为阳明方？故本条全文可谓是“从太阳说到阳明”，奈何前人但见“太阳病”之冠辞，遂不见阳明病之方治耶？至于本条列在《太阳篇》中，不妨指本汤为太阳方，又何值一驳？

本汤中有桂枝一味，又是前人误解之源，曰桂枝所以解太阳之表者也。不知桂枝汤中之桂枝功在解表，桃核承气汤中之桂枝功在助下。一药二用，有说在乎？曰：我前不云乎，桂枝能活动脉之血者也。动脉之血，自里达表，桂枝助之，可以作汗解表，此桂枝汤中桂枝之功也。动脉之血自心脏出，分作上行下行，然上行者少，下行者多，少腹之热结血瘀，又远居心脏之下，使不有桂枝以助动脉之血下行，瘀何由去？此桃核承气汤中桂枝之功也。夫桂枝为血分药，桃核承气汤证为血分病，以血分药治血分病，何疑之有？其不关太阳事也明矣！

曹颖甫曰：胞中蓄血部位，即在膀胱两角。昔年在红十字会，有男子少腹胀痛，用桃核承气下后，虽未彻底，而少腹渐软。然瘀血则由大便出，将毋服此汤后，胞中瘀血亦能被吸上行，使从大便出耶？“太阳病”三字，原不可泥，在《太阳篇》中，要不过辨其为蓄水否耳，此其所以当从小便有无为辨也。

【赏析】

本案表现为“腹满胀，转矢气则稍平，夜不安寐。大便行，则血随之而下”，且“大便硬”，故诊之非脾虚，而属蓄血之证。正与《伤寒论》“太阳病不解，热结膀胱，其人如狂，血自下，下者愈。其外不解者，尚未可攻，当先解其外。外解已，但少腹急结者，乃可攻之，宜桃核承气汤”一致，故治疗而愈。

桃核承气汤证其二

住毛家弄鸿兴里门人沈石顽之妹，年未二十，体颇羸弱。一日出外市物，骤受惊吓，归即发狂，逢人乱殴，力大无穷。石顽亦被击伤腰部，因不能起。

数日后，乃邀余诊。病已七八日矣，狂仍如故。石顽扶伤出见。问之，方知病者经事二月未行。遂乘睡入室诊察，脉沉紧，少腹似胀。因出谓石顽曰：此蓄血证也，下之可愈。遂疏桃核承气汤与之。

桃仁一两　生军五钱　芒硝二钱　炙甘草二钱　桂枝二钱　枳实三钱

翌日问之，知服后下黑血甚多，狂止，体亦不疲，且能啜粥，见人羞避不出。乃书一善后之方与之，不复再诊。

［**按**］狂止体不疲者，以病者体弱不甚，而药复适中病也。即使病者体气过虚，或药量过剂，致下后疲惫者，不妨用补剂以调之。病家至此，慎勿惊惶，反令医者不克竟其技也。

【赏析】

本案诊断要点有三：其一，“发狂，逢人乱殴”，与《伤寒论》“其人如狂”相类；其二，“经事二月未行”，此即提示蓄血之来源；其三，“脉沉紧，少腹似胀”，与《伤寒论》所述蓄血脉证相合。因此，曹氏断之曰：“此蓄血证也，下之可愈。遂疏桃核承气汤与之”而愈。

桃核承气汤证其三（附列门人治验）

曹右，住林荫路。

初诊：十月二十二日。经事六七月不来，鼻衄时作，腹中有块，却不拒按，所以然者，鼻衄宣泄于上故也。阙上痛，周身骨节烘热而咳，此病欲作干血，以其体实，宜桃核承气汤加味，上者下之也。

川桂枝二钱　制川军三钱　枳实二钱　桃仁泥四钱　生甘草钱半　牛膝二钱　全当归二钱　大白芍二钱

［**按**］桃核承气汤亦余所惯用而得效之方也。广益中医院中，每多藜藿之妇女，经停腹痛而乞诊。其甚者更见鼻衄或吐血，所谓倒经是也。余苟察其非孕，悉以本方加减投之，必下黑污之物而愈，本案特其一例耳。

曹右约三十余岁，面目黧黑，一望而知为劳苦之妇人也。妇诉其苦，备如案述：干咳不得痰，其块在少腹之左，久据不移，腹中痛，却喜按。假令腹中有块而拒按，此为本汤的证，绝无可疑者。今却喜按，则本汤之中否，实须细考。余以其鼻衄之宣泄为亡血家，法当导之使下，乃径与本方，盖处方之前，未尝不踌躇审顾也！

二诊：十月二十三日。骨节烘热已减，咳嗽亦除，癥块已能移动，不如向之占据一方矣。服药半日，见效如此，非经方孰能致之？

川桂枝三钱　枳实三钱　当归三钱　制川军四钱　牛膝三钱　白芍三钱　桃仁四钱　甘草三钱

［**按**］服药半日云者，盖妇于昨日下午五时服药，迄今日下午五时，方为一日，而今日上午九时妇即来二诊故也。妇谓其块自原处略向上中方向移动，大便畅而未察其色，咳与烘热均减，而夜寐以安。夫不治其咳而咳瘥，不治其骨蒸而骨蒸减者，何也？所谓治病必求其本，今主病去，而客病随除也。

三日：妇未来。四日：续来，曰：服二诊方后，饭量增，体随舒快。其块更向上中方向移动，渐在腹之中道矣。余曰：若是甚佳，中道犹通衢，其块易下矣。曰：昨以便故，丐他医施诊，顾服药后，今日反觉不舒，块亦不动。阅其案，曰："经闭，腹中痞块，日晡潮热，宿瘀内阻，胞脉不利，宜祛瘀为治。"药为桃仁泥六钱，花槟榔三钱，两头尖二钱，大白芍三钱，青陈皮各钱半，川桂枝一钱，醋炒三棱、莪术各三钱，紫丹参二钱，泽兰叶三钱。余曰：案甚佳，方亦合，量又不轻，安得无效？妇坚请疏方。余曰：服二诊之方可矣，安用多事为？五日，妇竟不复来。阅者将虞其殆乎？余则敢必其向愈。

顾本汤之用，必以病者之体实为前提，假令其人体虚，粗率投之，将得不偿失，而贻后悔。阅者请检前述黄芪建中汤一案，容续陈其经过。其案病者王女士自服治肺之药乏效，坚请设法根治。余曰：根在干血，当下之。姑试以最轻之量，计桃仁泥三钱、制川军一钱半、元明粉钱半，分二次冲，加其他和平扶正之品。二剂后，果下黑如河泥之物。依理，此为病根之拔，正为佳兆，然而病者因是不能起床，胃纳转呆，精神又颓。虽云可用补益之药以善其后，然而病家恐惧，医更难于措手。所谓得不偿失者是也，阅者鉴之。

曹颖甫曰：桃核承气作用正在能攻下耳。二诊后他医所立方治攻而不下，安能奏效？时医畏大黄若蛇蝎，真是不治之痼疾。若王女士既下如污泥之恶物，病根已拔，虽胃呆神倦，不妨再用小建中以调之。即不服药，亦断不至死，可以片言决也！

【赏析】

本案辨证证候要点在“面目黧黑”，“其块在少腹之左，久据不移，腹中痛，却喜按”，兼以“经闭”，故综合腹中痞块，日晡潮热等症，属宿瘀内阻，胞脉不利之蓄血证，宜祛瘀为治，方用桃核承气汤。

抵当汤证其一

余尝诊一周姓少女，住小南门，年约十八九，经事三月未行，面色萎黄，少腹微胀，证似干血劳初起。因嘱其吞服大黄䗪虫丸，每服三钱，日三次，尽月可愈。自是之后，遂不复来，意其瘥矣。越三月，忽一中年妇人扶一女子来请医。顾视此女，面颊以下几瘦不成人，背驼腹胀，两手自按，呻吟不绝。余怪而问之，病已至此，何不早治？妇泣而告曰：此吾女也，三月之前，曾就诊于先生，先生令服丸药，今腹胀加，四肢日削，背骨突出，经仍不行，故再求诊！余闻而骇然，深悔前药之误。然病已奄奄，尤不能不一尽心力。第察其情状，皮骨仅存，少腹胀硬，重按痛益甚。此瘀积内结，不攻其瘀，病焉能除？又虑其元气已伤，恐不胜攻，思先补之。然补能恋邪，尤为不可。于是决以抵当汤予之。

虻虫一钱　水蛭一钱　大黄五钱　桃仁五十粒

明日母女复偕来，知女下黑瘀甚多，胀减痛平。惟脉虚甚，不宜再下，乃以生地、黄芪、当归、潞党、川芎、白芍、陈皮、茺蔚子活血行气，导其瘀积。一剂之后，遂不复来。后六年，值于途，已生子，年四五岁矣。

［按］丸药之效否，与其原料之是否道地，修合之是否如法，储藏之是否

妥善，在在有关，故服大黄䗪虫丸而未效者，不能即谓此丸竟无用也。

【赏析】

本案以曹颖甫据病情之缓急、方药之轻重，在临床上注重纠误纠偏的辨证用药思路。案中用抵当汤下瘕积治干血劳，曹颖甫嘱其吞服大黄䗪虫丸，少腹胀硬，重按痛益甚，四肢日削，背骨突出，曹颖甫深悔前药之误，再察其情状，此瘀积内结，不攻其瘀，病痛必不能除？但虑其元气已伤，恐不胜攻，但曹颖甫认为补能恋邪，于是仍以抵当汤予之。此女服药后下黑瘀血甚多，胀减痛消。案中所用的大黄䗪虫丸、抵当汤二方均可用于治疗瘀血证候，但前方主要用于治疗干血劳，虚实夹杂缓证，是取该方攻补兼施之功；后方“汤”者“荡”也，是取其峻祛瘀血之力。然患者服前方后，病情益甚，因思其因在于“补能恋邪”，故易抵当汤而获效。

应用经方，特别是作用峻烈的方剂，要有胆有识。有识，就是要求医者对仲景的理法方药，特别是组方的奥义，要潜心领会，熟练掌握；有胆，就是要求医者在辨证正确的前提下，大胆果断地采取相应措施，该用猛药峻剂的，切勿犹豫。本例虚实兼挟，但病变重心仍在于“实”。曹氏揆度病情，权衡虚实，果断地投以抵当汤，遂使顽疾转机，险定得安。此等验案，值得三思。

抵当汤证其二

蓄血一证，见于女子者多矣，男子患者甚鲜。某年，余诊一红十会某姓男子，少腹胀痛，小便清长，且目不识物。论证确为蓄血，而心窃疑之。乃姑投以桃核承气汤，服后片时，即下黑粪，而病证如故。再投二剂，加重其量，病又依然，心更惊奇。因思此证若非蓄血，服下药三剂，亦宜变成坏病。若果属是证，何以不见少瘥，此必药轻病重之故也。时门人章次公在侧，曰：与抵当丸何如？余曰：考其证，非轻剂可瘳，乃决以抵当汤下之。服后，黑粪挟宿血齐下。更进一剂，病者即能伏榻静卧，腹胀平，痛亦安。知药已中病，仍以前方减轻其量，计虻虫二钱、水蛭钱半、桃仁五钱、川军五钱。后复减至虻虫、水蛭各四分，桃仁、川军各钱半。由章次公调理而愈。后更询诸病者，盖尝因劳力负重，致血凝而结成蓄血证也。

【赏析】

《伤寒论》第209条："阳明病潮热，大便微硬者，可与大承气汤，不硬者，不可与之。若不大便六七日，恐有燥屎，欲知之法，少与小承气汤，汤入腹中转矢气者，此有燥屎也。乃可攻之。若不转矢气者，此但初头硬，后必溏，不可攻之，攻之必胀满不能食也。欲饮水者，与水则哕。其后发热者，必大便复硬而少也，与小承气汤和之，不转矢气者，慎不可攻。"本案与仲师原文有异曲同工之妙。蓄血与否，未敢决也，先以轻剂桃核承气试之，黑粪即出，加重其量，观其变化。然此证若非蓄血，已下三剂，当成坏病，现病无进退，乃药轻之故，蓄血无疑，抵当汤可投也。

虽然曹师运用经方得心应手，但对于峻猛方剂，却慎之又慎。桃核承气汤和抵当汤同为太阳腑病蓄血证之治方，但轻重有别。《伤寒论》106条云："太阳病不解，热结膀胱，其人如狂，血自下，下者愈。其外不解者，尚未可攻，当先解其外；外解已，但少腹急结者，乃可攻之，宜桃核承气汤。"124条又云："太阳病六七日，表证仍在，脉微而沉，反不结胸，其人发狂者，以热在下焦，少腹当硬满。小便自利者，下血乃愈。……抵当汤主之。"可见桃核承气汤治血之新瘀者，证见小腹急结，其人如狂，血自下，虽不曰脉，当在浮而数之列，治用植物性药。抵当汤治血之久瘀者，证见少腹硬满，其人发狂，脉微而沉，须下血乃愈，治用动物性药。故二者见证显分轻重。

抵当汤证其三

丁卯新秋，无锡华宗海之母，经停十月，腹不甚大而胀。始由丁医用疏气行血药，即不觉胀满。饮食如常人。经西医考验，则谓腹中有胎，为腐败之物压住，不得长大。欲攻而去之，势必伤胎。宗海邀余赴锡诊之，脉涩不滑，不类妊娠。当晚与丁医商进桃核承气汤，晨起下白物如胶痰。更进抵当汤，下白物更多。胀满悉除，而腹忽大。月余，生一女，母子俱安。孙子云：置之死地而后生，亶其然乎？

曹颖甫曰：《金匮·妊娠篇》“宿有癥病……当下其癥，桂枝茯苓丸主之。”方中丹皮、桃仁、芍药极破血攻瘀之能事。丹皮、桃仁为大黄牡丹汤治肠痈之峻药，芍药为痈毒通络之必要，今人之治外证用京赤芍，其明验也。桂枝合芍药能扶统血之脾阳，而疏其瘀结，观太阳病用桂芍解肌，非以脾主肌肉乎。用茯苓者，要不过去湿和脾耳。然方治平近，远不如桃核承气、抵当丸之有力。然当时非经西医之考验，及丁医用破血药之有效，亦断然不敢用此。而竟以此奏效，其亦“有故无殒，亦无殒也”之义乎？

[按] 余前表桃核承气汤为阳明攻下之方矣，若抵当汤比前汤更进一步，自亦为阳明之方。盖前汤治血之新瘀者，本汤治血之久瘀者。故二者见证显分轻重。彼曰“小腹急结”，此曰“少腹硬满”，“硬满”原较“急结”为重。彼曰“如狂”，此曰“发狂”，“发狂”原较“如狂”为重。彼有“血自下”者，此则须下其血乃愈，较血能自下者为重。彼不曰脉，当在浮而数之例，此曰“脉微而沉，”原较前为重。彼用植物性药，此用动物性药，动物性药之功原较植物性药为烈。此皆其彰明较著者也。

本汤条文曰：“太阳病六七日，表证仍在，脉微而沉，反不结胸，其人发狂者，以热在下焦，少腹当硬满，小便自利，下血乃愈。所以然者，以太阳随经，瘀热在里故也，抵当汤主之。”试以此与桃核承气汤条文同读，当得一新义，有为前人所未及者。盖二条均属太阳阳明同病，惟前条先治太阳，后治阳明，为经。本条先治阳明，后治太阳，为权。所以有经权之分者，以血证有缓急之异也。前条血证不过急结如狂而已，故虽属阳明病，犹当先治太阳。本条血证已至硬满发狂，甚或击人上屋，其候已急，故暂舍太阳，先治阳明，正符“急当救里”之例。

大论曰：“本发汗而复下之，此为逆也。若先发汗，治不为逆。本先下之，而反汗之，为逆。若先下之，治不为逆。”此即桃核承气汤及抵当汤二条之提纲也。汪琥注曰：“大约治伤寒之法，表证急者，即宜汗；里证急者，即宜下。不可拘拘于先汗而后下也。汗下得宜，治不为逆。”何其明澈允当也！

由是观之，仲圣假桃核承气汤及抵当汤二条，示人以太阳阳明经权之治，同时引出阳明之方，实无疑义。在仲圣当日临床，原有此种实例，但吾人居今日而读大论，却不可固执此例，以为用二方之法门。使其过于胶执，恐二方将永无可用之时，而患二方证者反永不得主治之方，宁不可哀乎？读者试察所列二方各案，其有太阳病者乎？无有也，斯可知二方实专属阳明无疑矣。窃以太阳经腑之说盛行，贤者不发其非，而反惑焉，用是不殚辞费而辨之。

【赏析】

本案患者经停十月，腹不甚大而胀，系“腹中有胎，为腐败之物压住，不得长大”，若攻，势必伤胎。然其证属抵当汤，故治而收效。其需要注意者，怀妊而用破血药，尤须慎重。但前医“用疏气行血药，即不觉胀满”，曹氏指出为瘀血无疑，否则“亦断然不敢用此”，亦示后人用此方之顾虑。

抵当丸证

常熟鹿苑钱钦伯之妻，经停九月，腹中有块攻痛，自知非孕。医予三棱、莪术多剂，未应。当延陈葆厚先生诊。先生曰：三棱、莪术仅能治血结之初起者，及其已结，则力不胜矣。吾有药能治之。顾药有反响，受者幸勿骂我也。主人诺。当予抵当丸三钱，开水送下。入夜，病者在床上反复爬行，腹痛不堪，果大骂医者不已。天将旦，随大便，下污物甚多。其色黄白红夹杂不一，痛乃大除。次日复诊，陈先生诘曰：昨夜骂我否？主人不能隐，具以情告。乃予加味四物汤，调理而瘥。

曹颖甫曰：痰饮证之有十枣汤，蓄血证之有抵当汤丸，皆能斩关夺隘，起死回生。近时岐黄家往往畏其猛峻，而不敢用，即偶有用之者，亦必力为阻止，不知其是何居心也。

【赏析】

本案患者“经停九月，腹中有块攻痛”，属血结于少腹之重证，其瘀血结聚日久，故施以破血之抵当汤而愈。曹氏复指出，三棱、莪术仅用于血结之初，是临证之心得，可资借鉴。

因病日久，瘀血内停，破血攻瘀是为正治。瘀血源于血，故久而血亦虚弱，故攻下瘀血之后，复以养血补血之加味四物汤调理而愈。

白头翁汤证

米右，方浜路肇方弄十四号。高年七十有八，而体气壮实，热利下重，两脉大，苔黄，夜不安寐，宜白头翁汤为主方。

白头翁三钱　秦皮三钱　川连五分　黄柏三钱　生川军三钱，后下　枳实一钱　桃仁泥三钱　芒硝二钱，另冲

［**按**］米姓妇家贫。有一子，现年三十余龄，卖旧货为业，不娶妻，母病卧床匝月，无力延医，安奉汤药！便器秽物悉其子亲洁之。史君惠甫有姑母居相近，闻妇苦病，慨代延师出诊。本案方系初诊方，即系末诊方。何者，老妇服此之后，得快利，得安寐，复何求者？依法，病后当事调理。但妇以劳师远驾，心实不安，即任之。竟复健康如中年人。

余尚忆曾治一杨左白头翁汤证，其脉案曰："利下，色鲜红，日二十行，无表证，渴欲饮水，脉洪大。论曰：热利下重者。又曰：下利欲饮水者，以有热故也，白头翁汤主之。"其药味为白头翁三钱、秦皮三钱、枳实二钱、黄连五分、生甘草钱半、黄芩钱半、黄柏三钱，复诊大效。

夫肠中热而有燥矢者，此为实热，宜承气汤。肠中热而无燥矢者，此为虚热（在比较上言，犹言空虚之意），宜白头翁汤。胃里有实邪者，宜吐法，用瓜蒂散。胃里有虚热（亦在比较上言）者，宜清法，用白虎汤。故胃之有白虎，无异肠之有白头翁。肠之有承气，无异胃之有瓜蒂。然而胃患虚热时多，患实邪时少；肠患实热时多，患虚热时少。仲圣取其多者常者为法，故立白虎、承气为阳明正治，而以瓜蒂、白头翁为阳明辅治。若问肠何以患实时多，胃何以患虚时多？曰：胃居肠上，肠生胃下，上者可以传之下，下者莫能还之上也。经旨点穿，令人微笑。

【赏析】

本案为厥阴热痢。患者脉症俱实，年虽高而体壮，不但用本方，更伍小承气汤以下之，方与证合，其效可必。白头翁苦寒，止痢解毒；黄连苦寒，清湿热，厚肠胃；黄柏苦寒，泻下焦之火；秦皮性味苦寒，又涩肠止痢清热。三阴俱有下利症，自利不渴者属太阴；自利而渴者属少阴。惟厥阴下利，属于寒者，厥而不渴；属于热者，消渴，下利，下重，便脓血。此案患者热痢下重，乃火郁湿蒸，胆气不升，火邪下陷，故下重。白头翁清理血分湿热，佐秦皮以平肝升阳，协之连柏，清火除湿而止痢，为治热痢之清剂。更伍承气以导滞泻热，桃仁之苦平以活血润肠，是釜底抽薪法也，用治热痢，疗效卓著。

猪胆汁导证

门人张永年述其戚陈姓一证，四明医家周某用猪胆汁导法奏效，可备参究。其言曰：陈姓始病咯血，其色紫黑，经西医用止血针，血遂中止。翌日病者腹满，困顿日甚。延至半月，大便不行。始用蜜导不行，用灌肠法，又不行。复用一切通大便之西药，终不行。或告陈曰：同乡周某，良医也。陈喜，使人延周，时不大便已一月矣。周至，察其脉无病，病独在肠。乃令病家觅得猪胆，倾于盂，调以醋，借西医灌肠器以灌之。甫灌入，转矢气不绝。不逾时，而大便出。凡三寸许，掷于地，有声，击以石，不稍损。乃浸以清水，半日许，盂水尽赤。乃知向日所吐之血，本为瘀血，因西医用针止住，反下结大肠，而为病也。越七日，又不大便，复用前法，下燥矢数枚，皆三寸许，病乃告痊。予于此悟蜜煎导法惟证情较轻者宜之。土瓜根又不易得，惟猪胆汁随时随地皆有。近世医家弃良方而不用，为可惜也。

［按］本案见《伤寒发微》，以其可备一格，故特转录于此。凡大便多日未行，甚且在十日以上，又不下利清水者，是盖燥矢结于直肠部分。矢与肠壁粘合甚切，故愈结愈不能下。此时倘用硝黄以治之，不惟鞭长莫及，抑将徒损胃气，伐其无辜，此导法之所由作也。蜜煎导法为轻，但能用之合度，

亦每刻奏肤功。友人黄君有祖母，年已九十余龄矣。遘病旬日，不大便，不欲食，神疲不支。群医束手，不敢立方。卒用灌肠器，灌入蜜汁。粪秽既下，诸恙竟退，获享天年，此其例也。近者药房制有甘油锭，施用较便，可以为代。倘用二三锭后，依然无效者，不妨续施。因肠壁热甚者，二三锭尚不敷濡润用也。若蜜汁或锭皆不胜任，则须用猪胆汁。盖人之胆汁本有润肠之功，今以猪胆为代，亦所谓脏器疗法之变局也。

猪胆汁须和醋少许者，似欲借醋以刺激其肠壁，而促进其蠕动。故蜜锭之制，有时亦加以少许皂角末，实同此意。皂角粉少许吹入鼻孔中，即作喷嚏，其刺激之功为何如？

【赏析】

猪胆汁导泻，近世少用，现代罕见。此案先后阐述了蜜煎导、甘油锭之导法仍不愈者，则须用猪胆汁收效，更说明了上方之效用。其使用之法，当“须和醋少许”，乃《伤寒论》中之法，临证之际，可信手运用。

麻子仁丸证

徐左，能食，夜卧则汗出，不寐，脉大，大便难，此为脾约。

脾约麻仁丸一两

作三服，开水送下。

[按] 麻子仁丸原方为麻子仁二升、芍药半斤、枳实半斤（炙）、大黄一斤（去皮）、厚朴一尺（炙，去皮）、杏仁一升（去皮尖，熬别作脂）等六味，蜜和丸，如梧桐子大。今药铺中通称曰脾约麻仁丸者，即是也。本方以麻子仁为君，凡仁中皆有油质，功能润下，故借之以通便，施于虚弱体质之不胜攻伐者允宜。

以上自大陷胸汤至麻子仁丸凡七证，虽有缓急之分，皆不离下法。或以结胸为主，或以瘀血为主，或以蓄血为主，或以热利为主，或以肠燥为主，其病所或偏于上，或偏于中，或偏于下。夫下则通，通则不痛，此治阳明热结之总诀也。

【赏析】

本案为脾约证。患者脉大能食，大便难，为胃中有热，热盛伤阴，津液亏损，不能濡润大肠，故大便硬；邪热伤阴，故夜卧多汗，而不寐。《伤寒论》云："趺阳脉浮而涩，浮则胃气强，涩则小便数，浮涩相搏，大便则硬，其脾为约，麻子仁丸主之。"本案症状与此条不尽相符，但胃强脾弱之病理机转则一，故以麻仁丸治之愈。方用火麻仁之甘平，以润燥滋肠；佐杏仁之苦温，以肃肺降气，有助于通便；枳实之苦寒，厚朴之苦温，以破气行滞；白芍酸寒养阴，大黄苦寒攻下清热，合之为滋液润燥、清热通幽之剂，用治肠中干燥而大便难甚效。

下卷

神志恍惚

［按］友人施君，崇明人也，服务上海电报局。甲戌孟秋某晚，匆匆邀诊乃弟病。入其室，见病者仰卧塌上。叩其所苦，绝不应。余心异之。私谓施君曰：乃弟病久耳聋，无所闻乎，抑舌蹇不能言乎？则皆曰：否。余益惊异。按其脉，一手洪大，一手沉细，孰左孰右，今已莫能记忆。因询家人以致病之由。曰：渠前任某军电职，因事受惊，遂觉神志恍惚。每客来，恒默然相对，客去，则歌唱无序。饮食二便悉如常人，惟食时阙上时有热气蒸腾，轻则如出岫朝云，甚则如窑中烟，状颇怪特。前曾将渠送往本市某著名医院诊治，经二十余日，医者终不识其为何病，既无术以疗，故于昨日迁出，请先生一断。

余细按其腹，绝不胀满，更不拒按。沉思良久，竟莫洞其症结。于是遂谢不敏，赧然告辞。越日，施君告余曰：舍弟之病，昨已延曹颖甫先生诊治。服药后，大泄，阙上热气减。余闻而愕然，遂急访之，并视所服方。忆其案尾略曰：此张仲景所谓阳明病也，宜下之，主以大承气汤。方为：

生大黄三钱　枳实三钱　芒硝三钱，冲　厚朴一钱

又越数日，余再晤施君，悉其弟服药后，已能起床，且不歌唱。惟两胁胀痛，经曹师诊治，顷又愈矣。审其方，乃小柴胡汤也。

柴胡三钱　黄芩三钱　党参三钱　半夏三钱　生姜三片　大枣十二枚　甘草二钱

嗣是施君之弟似可告无恙矣，顾尚苦自汗，精神不振。又经曹师投以桂枝加龙牡汤，一剂而愈。

川桂枝三钱　大白芍三钱　生草二钱　生姜三片　大枣十二枚　花龙骨五钱　煅牡蛎五钱（以上二味先煎）

自此以后，健康逾常人。一日与兄俱出，值余于途，各微笑额首以过。翌日遇施君，问其弟昨日途间作何语。施曰：无他。固诘之，乃笑曰：彼说吾兄脉理欠精耳。余不禁重为赧然。于是深服吾师医术之神，遂执贽而列门墙焉。

［**又按**］本案病者所患似系所谓精神病，或神经病。顾西医用神经药治之，绝不见效。中医用经方治之，反奏肤功。其理深奥，莫可究诘，殆所谓治病必求其本欤？按初方系阳明方，次方系少阳方，末方系太阳方。以三方疏其三经之阻滞，诸恙乃痊，殆当日受凉之时，周身筋络器官，即因惊而有所滞乎？顾饮食二便如常，腹不痛，又不拒按，谁复有胆，敢用承气？乃吾师独以阙上热气之故，遂尔放胆用之，殆所谓但见一证便是，不必悉具之意乎？

曹颖甫曰：此证予亦不能识，惟诊其脉，则右极洪大，左极微细，阴不足而阳有余，意其为少阴负趺阳之脉，而初非逆证。加以热气出于阙上，病情正属阳明，与右脉之洪大正合。故决为大承气汤的证，而不料其应乃如响也。

【赏析】

《经方实验录》中有很多验案记载，以下卷“神志恍惚”案为例：施君之弟“……因事受惊，遂觉神志恍惚，每客来，恒默然相对，客去，则歌唱无序。饮食二便悉如常人，惟食时阙上时有热气蒸腾，轻则如出岫朝云，甚则如窑中烟……诊其脉，则右极洪大，左极微细”。若以《伤寒论》所举脉证来论，确实“状颇怪特”，难怪佐景“赧然辞谢”。曹颖甫以脉辨为“阴不足而阳有余”，以“热气出于阙上”辨为“病情正属阳明”，“故决为大承气汤的证”。服大承气汤后“大泄，阙上热气减”，“已能起床，且不唱歌”。《伤寒论》：“阳明之为病，胃家实是也。”胃家实是阳明病的病机。盖阙上为阳明所主，惊则气机阻滞，郁而化热，阳明燥热之气上冲，故阙上热（或痛）。胃络通于心，阳明燥热扰心，故神志恍惚，甚则歌唱无序。右脉洪大为阳明热盛，左脉微细为燥热伤津、血脉不充。沉为腑实已结，邪滞于里。曹氏独具慧眼，在怪特复杂的病情之中，精妙地洞察其“胃家实”的病机，故效如拔刺雪污。

肠痈其一

史惠甫，住上海城内方浜路七七五号三楼。

［按］史惠甫君前以病来诊，曰：我时患腹痛，药则少瘥，隔日辄发，医者以为疝气，常用理气之剂云云。余细诊之，乃肠痈也，即西医所称盲肠炎、腹膜炎之类是。当用药攻之，稍瘥，数日又发，案及处方如下。

“腹痛偏右，瘥而复发，便燥结，拟大黄牡丹汤。

生川军钱半　元明粉三钱，冲　桃仁二钱　丹皮二钱　败酱草三钱　生苡仁四钱　熟附块一钱　枳实炭二钱　大白芍二钱　佛手钱半”

此四月十八日方也，服三剂，所下甚多，腹痛大减。至二十五日，仅觉患处隐隐作痛矣，易医治之，与以疏泄厥气之剂，方为：

软柴胡钱半　枳实炭二钱　大白芍二钱　青陈皮各钱半　云苓三钱　香附二钱　金铃子三钱　炙乳没各八分　小茴香八分　炙枸桔三钱　青橘叶钱半　路路通三钱

服后一日，病无进退。二日，腹胀转剧，又来请诊。察之，向之腹偏右胀痛者，今则满腹左右皆胀矣。按之不甚有反抗力，经文中“腹皮急，按之濡”六字，确是形容尽致，不能更易。病者蹙频相告曰：将如之何？余曰：无虑，前方尚可用。乃书曰：肠痈旋瘥旋发，刻诊小腹四围作胀，按之濡，隐隐痛，大便不爽，再拟原法。

生川军三钱　粉丹皮三钱　冬瓜子四钱　芒硝三钱，冲　桃仁三钱　败酱草三钱　熟附块钱半　大白芍四钱　焦楂炭三钱　细青皮钱半

此方午刻服下，下午无动静，至夜半方欲便，下秽物甚多。次日又来诊，曰：下后腹中略舒矣。余视之，病虽减其一二，殊不了了。曰：昨方虽合，尚嫌轻也。史君曰：然则如之何？曰：当请吾师用重方，君有胆量服之否？曰：愿听命。乃谒师，作初诊。

初诊：肠痈屡经攻下，病根未拔。昨由姜君用大黄牡丹汤，腹胀略减。以证情论，仍宜攻下，仍用原法加减。

生川军五钱，后入　冬瓜仁一两　桃仁八十粒　粉丹皮一两　当归五钱　芒硝三钱，冲　杜赤豆四两，煎汤浓后入前药

［按］ 史君持本方至药铺配药，铺中人有难色。曰：安用若许剧药耶？史君曰：毋虑，此种药予已屡服之矣。铺中人曰：然则此郎中年几何矣？曰：七十余龄矣。曰：然，是诚有经验学问之医也。乃慨予药。据史君言，服后四小时即得便下，较向之服予方用大黄三钱，须逾十小时方得下者，爽快多矣。其夜所下最多，皆黑色臭秽之物。更衣频数，至不可数。而快下之后，腹痛大减，肿胀亦消，次日乃来二诊。

二诊：昨用大黄牡丹汤，加当归、赤豆。所下黏腻赤色之物，非脓非血。此种恶浊久留肠中，必化为黑色之河泥状。服汤后，肠中有水下行，作漉漉声。盖此证肠中必有阻塞不通之处，故谓之痈。痈者，壅也。然则不开其壅，宁有济乎？病根未拔，仍宜前法减轻。

生川军三钱　丹皮五钱　桃仁五十粒　当归五钱　冬瓜仁一两　赤芍五钱　芒硝二钱，冲　败酱草五钱　杜赤豆四两，煎汤后入前药

［按］ 史君服此方凡二日，计二剂，夜间皆大下，甚至疲于奔波床第与便具之间。所下除河泥状污物外，更有白色之脓水。下此水时，每作剧痛。史君自曰：计吾三日夜所下之物，当已满一器有半。吾腹虽大，乃何来若许污物，斯亦奇矣！

第三日，史君服此原方，余亲访之于其私宅。史君曰：我昨未告老师以

所下之物如河泥状，而老师立案，乃径曰："必化为黑色之河泥。"噫，何其神也！余笑颔之。坐谈有顷，因询史君以得病之由。曰："昔年患病，常不服药。家严笃信仙佛，每以香灰令服，病因其在此乎？"但斯时史君所下者，已由黑色渐变为紫红之咖啡色矣。

三诊：两进加味大黄牡丹汤，肠中宿垢渐稀。惟脐右斜下近少腹处，按之尚痛，则病根尚未尽去也。仍用前法，减硝黄以和之。

粉丹皮一两　冬瓜子一两　生苡仁一两　桃仁泥五钱　败酱草五钱　京赤芍六钱　生甘草二钱　当归五钱　桔梗三钱　杜赤豆四两，煎汤代水

［按］史君服此凡六剂，所下之物，渐由咖啡色转为绿色。而绿色之中更杂有如蚕砂之黑粒。少腹痛处较瘥，惟上行之筋反觉微微牵引不舒。六剂之后，停药二天，乃行四诊。

四诊：肠痈近已就痊，惟每日晨起大便，患处尚觉胀满，恐系夙根未除。然下经多次，血分大亏，时时头晕，脉大，虚象也。当以补正主治，佐以利下焦水道。

大川芎一两　全当归五钱　大熟地四钱　春砂仁一钱　赤白芍各三钱　猪苓三钱　明天麻四钱　陈皮三钱　泽泻二钱　生白术五钱　冬葵子五钱

［按］史君服此补正分利之剂后，前之大便时痛者，今已不痛矣。且其前色绿者，今亦转黄矣。惟七分黄之中，仍有三分绿耳。史君前有遗精宿恙，此时又发。或系本方分利药太重之故欤？惟遗后绝不疲劳，则亦无妨焉。

肠痈其二

陆左，初诊：痛在脐右斜下一寸，西医所谓盲肠炎也，脉大而实，当下之，用仲景法。

生军五钱　芒硝三钱　桃仁五钱　冬瓜仁一两　丹皮一两

二诊：痛已略缓，右足拘急，不得屈伸，伸则牵腹中痛，宜芍药甘草汤。

赤白芍各五钱　生甘草三钱　炙乳没各三钱

［按］俗所谓缩脚肠痈者，此也。吾师移《伤寒》之方，治《要略》之病，神乎技矣！

三诊：右足已伸，腹中剧痛如故。仍宜大黄牡丹汤以下之。

生川军一两　芒硝七钱，冲　桃仁五钱　冬瓜仁一两　丹皮一两

拙巢注：愈。

［按］肠痈病证，变化多端。上述各案尚不足以尽其情。吾友蒋冠周君偶抱孩上下阶沿不慎，稍一惊跌，顷之心中剧痛，不可耐。次日痛处移于少腹右旁盲肠处。医以定痛丸止之，而不能治其病。其令正来嘱余诊。余适以感暑卧床，荐就吾师治。吾师予以大黄牡丹汤加减，二剂将愈。不知何故，忽又发剧痛如前，改就西医诊，用药外敷，约十余日，徐徐向愈。自后盲肠部分有一硬块如银元大，隐隐作痛，按之更显。蒋君以为病根犹在，虑其再发，意欲开刀，作一劳永逸之计。余力止之，用阳和膏、瑙砂膏加桂麝散等香窜之品，交换贴之，一月而消，此一例也。

曹颖甫曰：肠痈一证，舍大黄牡丹汤以外，别无良法。《千金》肠痈汤虽与此方大略相似，而配合犹未尽善。但有时药虽对病，而治愈正未可必。尝治庄翔生次妻张氏，屡用本汤攻下，而腰间忽起流火，以至于死。考其原因，实由平日有鸦片瘾，戒烟后，不复吸烟，常用烧酒浸鸦片灰吞之，以至肠燥成痈。下后，鸦片灰毒内发，遂发流火，以至由肿而烂，终于不救，要不得归咎于方治之猛峻也。

肠痈其三

周小姐，住小西门。复发。初诊：大便不甚畅行，自以他药下之，痛而不行，仲师所谓非其治也。今拟用承气汤加桃仁主之。

生川军三钱，后入　枳实四钱　川朴二钱　桃仁四钱　芒硝二钱，冲

［按］周小姐先于本年五月间病肠痈，经吾师暨俞哲生师兄后先治愈，体健回校肄业。至十二月间，因运动过度、饮食不节，前之盲肠患处又见隐痛，

大便不行。乃市某西药房所制之丸药服之，冀其缓下。孰知仅服二丸，便不得下，痛反增剧，不能耐，自悔孟浪。无已，仍请吾师赐方，即本案复发初诊方也。服后，便畅下，痛大除，惟有时按之还作小痛耳。越日，乃来二诊。

二诊：昨经下后，旧时患处按之尚痛。脉弦而数，用《千金》肠痈汤以和之。

粉丹皮三钱　丹参三钱　白芍三钱　生地黄五钱　生甘草一钱　败酱草三钱　茯苓三钱　生苡仁八钱　大麦冬五钱　桔梗一钱　柏子仁一两　佛手二钱　生姜三片

[按] 周女士来二诊时，余方恭侍师侧。师令余按脉，得弦细而数。察其面色，似未甚荣润。惟据述痛已大减，无任私慰。师令余拟方。余曰：《千金》肠痈汤差足以和之。承赐诺，即用焉。以其下经多次，故不加大黄。以其夜寐不安而性易燥怒，故加柏子仁。以其偶或气郁不舒，故加佛手。以其经欠调，故仍用丹参。药味既多，竟不似吾师之方矣，相与一笑。

周女士服此二剂，大觉舒适，夜寐竟安。闻师将返江阴度岁，重来乞调理长方，余乃知之稔。

本案可以示复发及调理之一格。其初病之经过，极曲折侥幸之奇观，兹续述之。

先是五月间，周女士病腹痛偏右，就诊于中医孙先生。孙先生与以理气定痛之剂，续治二月有余，不见效。改请西医王先生诊察究系何病，断谓盲肠炎。欲求根治，当用手术。病家不敢从命，乞施别法。西医乃用冰置其患处，痛止，周女士得仍回校中攻读。

未逾十日，病又作，倍剧于前。至是西医坚决主张用手术，且谓时不可失，后将无及。但须家长签字，即可实行。此时也适周女士之父因事在杭，接家报如此云云，急复电谓：待我返再议。而女士之痛已不可忍，且拒按，右足不能伸，证情岌岌，不可终日。周母无主，惶急异常。会有戚祝先生至，曰：何不请中医治？周母曰：中医之方积叠成簿，惟其不能治，乃请教西医耳！曰：我有友人或能治此，曷请一试？于是俞哲生师兄应运而出。

晚七时许，诊之，洒淅恶寒，口渴，脉弦滑而数，苔抽心而绛，边反白腻，急疏大黄牡丹汤加味，内用生大黄三钱。周母急令购药煎服，待其服已，俞师兄乃返寓。

夜十一时，周先生忽作不速客访俞兄，惊问曰：生大黄竟可服至三钱耶？我昔延请之孙先生用药数十剂，仅末剂有蜜炙大黄五分。俞兄问服后病情，曰：腹加痛矣，将奈何？俞兄慰之。周先生曰：姑待我返舍看变化如何。倘不幸转剧，我必以电话相告。

未越一小时，俞家之电话铃声果响。事出望外，但闻周父曰：病者得下，而足已伸矣。续诊三次，颇告顺手。并知服第一剂后，下如血筋等污物。服第二剂后，下瘀血。服第三剂后，下血水。服第四剂后，竟得黄色粪。

其日适值病者经来，病情未免夹杂，当延老师诊治。视已，师曰：病根未除也！依然用下剂。晚六时服药，其夜病者竟作瞑眩。四肢厥逆，冷汗出，下经六七次。至天亮，痛休。自是方真入坦途，了却无限风波。

余于本病素加注意，前年参观同济大学人体解剖展览会时，曾检阅盲肠及蚓突之种种异状至详。余并有一臆想，即大黄牡丹汤可代西医之刀与钳，且本汤能驱除蚓突中之污物，有刀与钳之利，而无刀与钳之弊。肠中污物之所以得入蚓突中者，因盲肠部分肠内容物拥挤不堪，不能上行，以致从旁溢入蚓突耳。服大黄牡丹汤即得泻出污物者，因肠壁受药力之刺激，故能推送内容物上行、平行、下行，以达肛门。盲肠之处既空，蚓突又得药力之刺激，乃返挤污物于盲肠，由是蚓突之炎以消而病以已。故云本汤可代刀与钳者，乃言其药力能刺激肠壁及蚓突，使自起力量，排出污物耳。

肠痈初起，每有恶寒之状。故《金匮·疮痈肠痈浸淫病脉证并治篇》第一条即曰：“诸浮数脉，应当发热，而反洒淅恶寒，若有痛处，当发其痈。”内“而反洒淅恶寒”大堪着目。世人竟有误认为疟疾之初起者。又“发”字，诸家多凿解，窃意内痈生于体内，无从目睹，当其初起之时，甚不自知病所何在，故曰“若有痛处”，则“当发其痈”者，犹曰“当觅其痈”。盖“发”，犹“发现”之谓也。

《金匮》曰："肠痈者，少腹肿痞，按之即痛如淋，小便自调，时时发热，自汗出，复恶寒，其脉迟紧者，脓未成，可下之，当有血；脉洪数者，脓已成，不可下也，大黄牡丹汤主之。"历来注家对于"脓已成，不可下也"一语，殆无异辞。甚且以此为大黄牡丹汤与薏苡附子败酱散主治之分野，此殆不思之过也。

《金匮》所谓"未成、已成之脓"所包至广，一切炎性渗出物、腐化之白血球、腐烂之肠壁皮肉等均是，要在当去之例一也。夫肠痈当未成脓之前，曰可下之，试问欲下者何物？依余之说，下其肠中一切污积，使蚓突得挤出病根是矣。当已成脓之后，反曰不可下之，试问其脓作何处置？将使脓复返为血乎，此乃绝无之事。将任脓突脐而出乎，此乃速死之图。《方伎杂志》略云："一商家女（中略）自腹心至面部四肢悉肿，少腹右方之底有酿脓。因思取脓则可保十日，以此告病家。病家相惊吐舌，谓前医皆不知有脓，但云补药以助元气，则水气自治耳。遂乞施针。余曰：针则至多延命一月，取脓则十日。但识病在医，而死生任诸天数，姑针之可也。遂用铍针刺入寸许，脓汁迸射，上及承尘，臭气扑鼻，病家人人惊愕，乃与薏苡附子败酱散，疮口纳细棉条以出瘀脓。然其人元气渐脱，十一日而毙。"可谓一证。犹曰薏苡附子败酱散主之，试问服散之后，散能与脓起化学作用，齐化为乌有乎？吾俱其未能也。若曰散将与脓结而俱下，则依然是下法，乌得曰不可下？或曰：不可下者犹言不胜下，下之终危也。余则谓：果下之，犹不失背城借一之计，不下即是束手待毙之策。孰得孰失，明眼者自能辨之。况脓去正虚，大可用补，活法在人，宁难善后。故窃于"不可下"三字大起疑惑，即使的系仲圣遗文，犹当据事实以改正之。如何改正，曰：当作"当急下也"。（又经文称本病小便自调，按之事实，不尔，改正之责，委之贤者。）

《金匮》大黄牡丹汤方后曰："顿服之，有脓当下，如无脓当下血。"本已昭示后人无脓当下，有脓当急下，悉主以本汤之意，人自不察耳。以病例言，本集肠痈案其一史君之大下河泥状污物，为有脓当下之例。吾师《金匮发微》本汤条下师母之下血半净桶，及本集肠痈案其三周女士之下血筋、瘀血、血水等物，皆无脓当下血之例。是故下血云者，此乃当下之恶血，血去则病除，绝非失血之谓也。

客曰：审如君言，薏苡附子败酱散将无用武之地矣。答曰：非也，特其用武之时不同耳。依《金匮》法，肠痈实分为二种。一种为热性者，为大黄牡丹汤所主。一种为寒性者，为薏苡附子败酱散所主。热性者多急性，寒性者多慢性。热性者痛如淋，寒性者痛缓。热性者时时发热，寒性者身无热。热性者常右足屈，患起于瞬时。寒性者则身甲错，恙生于平日。热性者属阳明，故大黄牡丹汤即诸承气之改方；寒性者属太阴，故薏苡附子败酱散乃附子理中之变局，且散与丸为近。热性者病灶多在盲肠。寒性者病灶不限于盲肠。能知乎此，则二汤之分，明矣。客憬然若悟而退。

【赏析】

上述三案，均系肠痈，主以大黄牡丹汤治疗，辨证准确，施治获效。现将肠痈病机、辨证要点、方药配伍分析如下：

肠痈多由湿热郁蒸、气血凝聚、热结不散所致。湿热邪毒内结肠腑，血气凝滞，则右少腹疼痛拒按；热盛肉腐，脓液内蓄，故局部肿痞；病在肠，与膀胱气化无干，故小便仍能自调，至于时发热、自汗出而恶寒，系正邪相争、营卫失调使然。其临床以少腹肿痞，按之痛如淋，右足屈伸不利，小便自调，苔黄，脉滑数为辨证要点。六腑以通为用。故当泻热破瘀，促其消散。方中大黄泻火逐瘀，通便解毒；丹皮凉血清热、活血散瘀，二者合用，共泻肠腑湿热瘀结，为方中君药。芒硝软坚散结，协大黄荡涤实热，促其速下；桃仁性善破血，助君药以通瘀滞，俱为臣药。冬瓜仁清热利湿、导肠腑垢浊、排脓消痈，是为佐药。本方攻下泻热与逐瘀并用，使结瘀湿热速下，痛随利减，痈肿得消，诸症自愈。

至于有脓无脓，原文已有论述。《金匮要略》："肠痈者，少腹肿痞，按之即痛如淋，小便自调，时时发热，自汗出，复恶寒。其脉迟紧者，脓未成，可下之，当有血。脉洪数者，脓已成，不可下也。大黄牡丹汤主之。"方后注云"有脓当下，如无脓当下血"。有脓当下，是指邪热随大便而下，有如脓汁，并不是真正有脓；也可认为有脓下，指脓已成也可下之。

肺痈其一

辛未七月中旬，余治一陈姓疾。初发时，咳嗽，胸中隐隐作痛，痛连缺盆。其所吐者，浊痰腥臭，与悬饮内痛之吐涎沫，固自不同，决为肺痈之始萌。遂以桔梗汤，乘其未集而先排之。进五剂，痛稍止，诸证依然，脉滑实。因思是证确为肺痈之正病，必其肺脏壅阻不通而腐，腐久乃吐脓，所谓久久吐脓如米粥者，治以桔梗汤。今当壅塞之时，不去其壅，反排其腐，何怪其不效也。《淮南子》云：葶苈愈胀，胀者，壅极不通之谓。《金匮》曰：肺痈，喘而不得眠，即胀也。《千金》重申其义曰：肺痈胸满胀，故知葶苈泻肺汤非泻肺也，泻肺中壅胀。今有此证，必用此方，乃以：

葶苈子五钱　大黑枣十二枚

凡五进，痛渐止，咳亦爽。其腥臭挟有米粥状之痰，即腐脓也。

后乃以《千金》苇茎汤，并以大小蓟、海藻、桔梗、甘草、杜赤豆出入加减成方。至八月朔日，先后凡十五日有奇，用药凡十余剂，始告全瘥。九月底其人偶受寒凉，宿恙又发，乃嘱兼服犀黄醒消丸，以一两五钱分作五服。服后，腥臭全去。但尚有绿色之痰，复制一料服之，乃愈，而不复来诊矣。

［按］本案并略见《金匮发微》。后历检吾师医案，乃得本案之先后全方。两相对照，更易昭然。特再附诸方于下，谅阅者当不嫌重复也。

陈左，住浦东陆家渡。

初诊：七月十二日。肺痈，咳嗽，胸中痛，上连缺盆，而所吐绝非涎沫，此与悬饮内痛者，固自不同，宜桔梗甘草汤。

桔梗五钱　甘草五钱

二诊：七月十八日。五进桔梗汤，胸中痛止，而左缺盆痛。此肺脏壅阻不通也，宜葶苈大枣泻肺汤。

葶苈子五钱　黑大枣十二枚，先煎

三诊：七月二十四日。五进泻肺汤，左缺盆痛止。痰黄厚，时见腥臭，及如米粥者。此湿邪去，而燥气胜也。宜《千金》苇茎汤。

鲜芦根四两　生薏仁一两　桃仁五十粒　冬瓜子五钱

四诊：七月二十九日。服《千金》苇茎汤五剂后，咯出之痰腥臭止，而如米粒者亦除。惟痰尚黄厚，肺痈消，而胃热尚盛也。右三部脉浮滑，不复见沉弦之象，可以无后患矣。

粉前胡三钱　生苡仁一两　桔梗三钱　生草三钱　冬瓜子八十粒　桃仁三钱　杜赤豆六钱　大小蓟各三钱　海藻二钱　芦根五两

拙巢注：服此二三日，痊愈。

续发，初诊：九月二日。肺痈愈后，复发。咯痰腥臭，见血，心下痛，咳时气从中脘上冲。宜清胆胃之火，防其乘肺。

柴胡三钱　生石膏二两　生甘草三钱　淡芩三钱　肥知母五钱　生苡仁一两　芦根四两　冬瓜仁一两　桃仁三钱　杜赤豆一两　全当归四钱

二诊：九月十日。肺痈未能断根，咯痰腥臭如昔，但不似米粥耳。痰不黄而色绿，味酸，咳不甚，脉细数。仍宜桔梗甘草汤，不当攻伐，佐以消毒，以清病原。

桔梗一两　生甘草五钱　冬瓜仁一两　昆布一钱五分　海藻二钱　前胡三钱　大小蓟各钱五分　犀黄醒消丸三钱

另服拙巢注：后不复服药，专服犀黄醒消丸，愈。

醒消丸系王鸿绪法，马培之颇非议之。然用之而效，则马说不足信也。

［**按**］夫肺痈重病也。仲圣云：脓成则死。今本案病者脓成而腥臭，吾师乃能愈之。岂吾师之术迈于仲圣乎？非也。所谓则死者，极言其危，而教人药量之不可轻也！夫桔梗今人仅用数分至一钱，葶苈今人少用之，用之亦不出数分，苇茎今人通常用一尺，今吾师用此三者乃至五钱。五钱，五两，不其骇人乎？虽然，此皆仲圣之教也。

《要略》曰：“风伤皮毛，热伤血脉，风舍于肺，其人则咳，口干喘满，咽燥不渴，多唾浊沫，时时振寒，热之所过，血为之凝滞，蓄结痈脓，吐如米粥，始萌可救，脓成则死。”由此可知肺痈之病源为热，其病状为先唾浊沫、后吐脓血。浊沫者，肺津为热熏灼所成也。脓血者，津尽甚至肺体腐化也。又曰：“咳而胸满，振寒，脉数，咽干，不渴，时出浊唾腥臭，久久吐脓如米粥者，为肺痈，桔梗汤主之。”由此可知桔梗汤之所主者，为肺痈之初成，时出浊唾腥臭，必久而久之，方吐脓如米粥，非初时吐脓如米粥也。又曰：“肺痈喘不得卧，葶苈大枣泻肺汤主之。”又曰：“肺痈，胸满胀，一身面目浮肿，鼻塞，清涕出，不闻香臭酸辛，咳逆上气，喘鸣迫塞者，葶苈大枣泻肺汤主之。”后人见此二条无“脓血”字状，竟以本方专为逐水之剂，非有脓血也，乃失仲圣原旨矣。夫曰胸满胀，试问其所胀者何物，非肺津肺体化为脓血而何？曰喘鸣迫塞，日不得卧，试问其故安在，非肺体腐化不能营其呼吸之工作而何？况仲圣之笔法多有详于彼，而略于此者。故桔梗汤条既曰久久吐脓如米粥者为肺痈，葶苈大枣汤二条即但言肺痈，而隐含吐脓血于其中矣。又曰：“《千金》苇茎汤治咳有微热，烦满，胸中甲错，是为肺痈。”按烦满，读如烦懑。烦懑者，肺中微热之初生，似尚未灼烁肺津为腥臭之浊唾也。故苇茎汤所主之候，还在桔梗汤之前。由是观之，以上三汤，殊有轻重层次之分。苇茎汤最先而轻，桔梗汤为中，葶苈大枣汤最后而重。姑以方譬方，则苇茎汤犹如白虎汤，桔梗汤犹如调胃承气汤，葶苈大枣汤犹如大承气汤。今有阳明肠胃病者于此，大便不行，医试以调胃承气，小瘥而未愈，于是与以大承气，遂大下而病瘥，顾胃热未楚，乃以白虎奏全功，此事实所许可者也。故吾师本案先用桔梗，次用葶苈大枣，末用苇茎，其义殆亦犹是。未知吾师之意云何？

凡酒客烟徒大便久秘者，最易生肺热。《内经》以肺与大肠相表里，殆千古不刊之论。故治此病总不使其大便秘结，则肺热有下行之路。余尝治前上海晨报馆编辑曹先生夫人，患恙已久，其证每当清晨睡未醒即盗汗，汗后周身觉冷，踡卧被中，略似桂枝加龙骨牡蛎汤证，然而非是，此乃肺痈条之所谓振寒也。盖详察之，大便燥结，三日一行，小溲觉热，脉弦数，咳吐脓痰，胸中隐隐作痛，经事先期而至，作紫色，日晡必发潮热，五中烦热。夫人自分肺病，瘵不可为，愁眉紧锁者多日矣。余曰：毋虑，可治也。用苇茎汤为主方，以治其肺热，加青蒿、白薇、地骨皮，以退其潮热，加丹参、丹皮、益母子，以调其经期。二诊四剂，诸恙均瘳。此即后人之所谓阴虚虚劳，实则《要略》所云“肺痈初起”之证也。

更有桔梗白散合桔梗、贝母、巴豆而成，其力更峻。经文虽曰桔梗汤，疑其有误。本散非但可以治重证之肺痈，且可以荡涤一切顽痰壅塞，在膈上者，能使之吐；在膈下者，能使之泻。东人多有用之者，吾不愿国内之大医反弃而勿道之。

曹颖甫曰：肺痈一证，咳吐时，胸中必隐隐作痛，所吐浓厚之痰，杂以如米粥者，至地甚有力，渐乃发酵成气泡，不复平塌地上。盖胸中热如沸汤，蒸烂肺之本体，然后吐出如脓之痰，则所吐之物其中实有蒸气热力，故吐出而发酵也。予亲见之。若夫脉之滑沉实，与夫大便之燥结，则本证均有之。

肺与大肠为表里，而肺痈用肠痈方治，要不失为仲景遗意。即如痰饮，肺病也，而悬饮内痛，支饮不得息，则用十枣汤以下之。结胸，肺病也，则用甘遂、大黄、芒硝以下之。要之，燥气在下，则肺脏必受熏灼，非用釜底抽薪之法，不足以清上炎也。

肺痈其二

吴冠明，住华成路六号。

［**按**］吴君大镛，余友也。其第二女公子，名冠明，年十岁，肄业小学校中。本年（二十五年）七月三日，忽感不适，自言胸中痛，约于十日左右，就诊于上海广慈医院。医与内服药，兼用药水揩胸部。续诊一星期许，胸中痛少止，而身热咳嗽仍甚。十七日起，在家自服种种养肺成药，至二十日无效。是日夜间发热更甚，竟夜不能睡，甚且号哭。二十一日上午，重返广慈医院，请检验，医嘱住院疗治。但卒未果，即回家。二十二日就诊中医张君，断为小伤寒。其方案曰：“时邪感肺，痰湿交阻，咳呛不爽，肌热颇甚，脉滑

数，法拟疏解豁邪，候正。香豉三钱，嫩前胡钱半，蝉衣八分，木蝴蝶四分，浙贝母（去心）三钱五分，橘络一钱，生苡米四钱，款冬花一钱八分，鲜佩兰一钱，桑叶钱半，丝瓜络钱半，竹茹钱半。”二十三日二诊，方案曰：“热势夜甚，咳呛胁痛，夜难安睡，脉数舌绛，时温挟痰湿交阻，再以宣解为治，恐剧，候正。炒香豉三钱，白夕莉二钱，浙贝母（去心）三钱，蝉衣八分，光杏仁三钱，路路通五个，生苡米四钱，通草一钱，嫩前胡钱半，鸡苏散三钱（包），荷梗尺许，竹二青钱半。”服后，痰出渐呈臭味。二十四日三诊，方案曰：“热势较昨已淡，咳呛颇甚，脉滑数，苔腻，温邪挟痰湿遏肺，再进昨法加减，候正。香豉三钱，鲜佩梗钱半，蝉衣八分，鸡苏散三钱（包），浙贝母（去心）三钱五分，紫菀钱半，光杏仁三钱，白夕莉二钱，木蝴蝶五分，前胡钱半，荷梗尺许，炒竹茹钱半。”二十五日四诊，方案散佚，共四诊。至是，热加甚，抚之烙手，咳亦甚，每作则痛剧，彻夜不安，甚至昏厥，乃由伊母手抱竟夜。

二十六日，延西医胡先生诊，断为肺炎。用安福消肿膏外涂胸部，又注射药水二种，一以退热度，一以滋营养。如是三日，热略退，顾退后热又高，痛咳未减，不能平卧，但坐，喘鸣迫急，肩动以助呼吸，是为肩息。胡先生恐变急性肺炎，嘱另请高明。八日上午，急送红十字会医院。陈医师诊为肺脓疡，应用手术。当夜住院，九日照 X 光一次，审知左肺无恙，右肺因肋膜太厚，不能成影。十一日早，又照 X 光一次，下午又照一次，所以在上下午分行者，因清早脓未出，下午脓已吐，冀比较其不同之情形故也。不料所得底片二纸，毫无异状。尔时所吐脓痰之属，积之，每日可得三五小罐。医与鱼肝油等补剂，冀其体力略佳，以为施手术之张本。并经验血二次，似未有结果。

小儿科主任陈医师主张用人工气胸术，使肺部压小，以便抽脓。但可否实行，还须先照 X 光，决定病灶后再议。乃由肺科主任刘医师重照 X 光，所得结果，仍为左肋骨明晰异常，右肋骨部分，底片上全部发白，断为肺与肋膜相接过紧，不可施人工气胸术，终非开刀不可，且须去肋骨一条，以便出脓。但究应取去何条肋骨，仍赖X光之照取。法用一种颜色油从气管打入肺部，如是再照X光时，即易显出肺烂之处，乃可就肺烂最近之处，取去肋骨。据云此种颜色油以后自能吐出，不妨病体。惟动手术前，例须病者家长签字，吴君夫妇筹思再三，终签字与之，时八月十三日下午二时也。六时许，冠明得知次日将受手术，并须吃颜色油，心滋不悦，忧形于面，婉恳勿尔。吴君夫妇不忍拂其意，乃向医师婉请撤回签字，但仍住院以求别法诊治，医师勉允之。

十五日，值星期六夜，吴君忽闻友人言，肺痈一病，中医亦有办法，但须服药已足，不必动手术，较为安全。十六日为星期日，吴君急早起，奔至医院，婉恳领女回家调治。医院中人惊骇曰：君何突然变策耶？余等为令媛之恙，集会研究者多日，已不知费却几许心血。（注：此言绝非虚语，我实深信，是以该院历来信誉卓著，非幸致也。）所为者何，无非求令媛之速愈耳。今者出院，余等固无从施其技，而令媛亦安得获其救耶？吴君语塞，辞以经济困难问题。医曰：本院原属慈善性质，此节可以通融办理，请勿虑。终以吴君有外交折冲才能，医许之，即于午刻出院。回家时，胸部右方已略觉高肿。下午，急请拙巢师出诊，案曰：

初诊：夏历六月三十日。肺痈已经匝月，咳嗽，咯痰腥臭，夜中热度甚高，内已成脓，当以排泄为主。宜桔梗合《千金》苇茎二汤主治。

苦桔梗五钱　生甘草三钱　生苡仁一两　冬瓜子一两　桃仁六钱　炙乳没各二钱　鲜芦根半斤，打汁，冲服渣入煎　犀黄醒消丸，每服三钱，开水送下

［按］吴小姐服此一剂，咳即减。次早，大便即通。向在医院，大便常闭，医用肥皂水灌洗，方得粪水，不能自下也。本方连服三日，每早大便均畅行，师本嘱连服四剂，八月十九日（佐景注：拙按内悉用国历），又请师二诊。

二诊：夏历七月初三日。原方去桔梗加葶苈子三钱，炒研，用黑枣去核包麻扎入煎。

［按］吴小姐于下午三时许，服初煎药，三刻钟后，忽然剧痛作，大呼姆妈来抱吾。瞬间，气喘，目上视，四肢厥逆，冷汗出，神识不清，随即昏去。同时有一怪象生，即其右胸患处，约在乳部之上，突隆起如拳大。举家惊惶，不知所措。半小时后，神略清，如醒回。至六时，又剧痛昏厥如前。吴君于晚七时回家，睹状大骇。急请西医胡先生来诊，驾到约夜间十时，主动手术，谓服药无效也，未曾施治而辞。迨夜十二时，病者神志忽然清明，呼啜热粥，果能进一瓯。胸前隆起者依然，而痛却渐定，能安睡。直至次早天明，方醒，热渐退，咳渐减。吴夫人曰：使非昨药之功，安得否极泰来耶？即不畏其峻。清晨八时，复予二煎药。服后不复瞑眩。夫人告余曰：冠明自起病以迄服葶苈大枣前，无一夜得安睡。自服葶苈大枣后，虽病，无一夜不得安睡。余为之惊异。八月二十日，守服原方，毫无恶化现象。二十一日，三诊。

三诊：夏历七月初五日。累服桔梗泻肺二汤合《千金》苇茎，病势略轻，仍宜前法加减。

生甘草五钱　生白芍五钱　生苡仁一两　冬瓜子一两　桃仁六钱　桔梗五钱　香白芷一钱　炙乳没各二钱　轻马勃五分　败酱草三钱　葶苈子三钱，炒研，用枣包扎　犀黄醒消丸每服二钱

［按］此方连服三日，二十四日，吴君以儿病渐减，拳肿处亦渐平，遂携方至师家，请予加减。师减去白芷、乳、没、葶苈、败酱、马勃，余依旧。又连服三日。二十七日，吴君凝轩予药一剂，计生甘草五钱、生白芍五钱、生苡仁一两、冬瓜子八钱、败酱草三钱、桃仁泥三钱、桔梗二钱、川贝母三钱、忍冬藤三钱、炙乳没各钱半、白及钱半，觉药汁腻甚。八月二十八日，予自乡返申，吴君急邀诊视。案曰："肺痈延已二月，刻诊右肺外部依然隆起，但不如向之如拳矣。咳嗽不爽，咯痰黄绿色，咽中痛，大便二日一行，脉象细数，拟排脓养阴合法，请正。生甘草三钱，苦桔梗二钱，大麦冬（去心）三钱，天花粉六钱，丝瓜络五钱，光杏仁三钱，象贝母三钱，冬瓜瓣二两，地枯萝三钱。"二十九日，承邀续诊。据谓昨方颇效。案曰："服药后，咳时加多，脓痰加多。按此种脓痰蕴积于内，非排去之不为功。刻诊脉象数，

肩息未除，咽中痛，大便已行而坚。病情尚在险途，再拟前法加减。鲜芦根三根，西洋参一钱，生苡仁二两，苦桔梗二钱，冬瓜瓣二两，光杏仁四钱，丝瓜络六钱，地枯萝四钱，南沙参三钱，生甘草二钱。”三十日，吴君来谓身热又减，臭痰亦少，坚请三诊。余以其脉虽细数，一分钟一百四十余至，不足虑。独息时左肩尚动，思仲圣云：“上气，面浮肿，肩息，其脉浮大，不治。”此虽非上气病，终不禁踌躇。又以杂务纷集，无暇抽身，仍主请师续诊。九月一日，吴君到师家商议，问吉凶，师慰之。案曰：“肺痈业经出险，但咯痰尚浓，兼有微热，仍宜前方加减。生甘草五钱，桔梗五钱，桃仁泥二钱，生白芍五钱，瓜蒌皮仁各三钱，生山栀钱半，另服醒消丸，每服二钱。”此方服后，又有进步。九月二日，夜中，不知何故，忽云心中剧痛，随呕出鲜红之血，约半小杯，随续吐出数次，吐后，神疲纳呆，又不能安寐。三日，吴君急到师家乞诊。值师体不豫，乃口报药味，由湘人师兄录之。方曰：“嫩射干三钱，白前三钱，桃仁泥二钱，生甘草三钱，生白芍五钱，枳壳一钱，全瓜蒌六钱（切），桔梗一钱，制香附三钱，生山栀三钱。另服醒消丸，每服一钱。”下午二时，进初煎，六时进二煎，夜十一时，痛即定。次早起，痛全除。众惊药之速效，竟至于此也。五日，师健步，命驾出诊，案曰：

四诊：夏历七月廿日。肺痈无腥臭之痰，病已出险，但时吐浊痰，胶黏黄厚，当从《千金》皂荚丸法，改汤以治之。盖浊痰不除，咳必不能止也。

牙皂末五分，用黑枣去核，包煎

［按］此方之药值贱甚，仅需铜元三枚而已。药铺中先生微笑曰：此能愈疾乎？吴君得药，仍取大黑枣，先去其中核，却纳入牙皂末，用线扎枣两端，使勿漏出，计需枣七枚，已将牙皂末装毕，即煎与服。服后，竟又峰回路转，别见柳暗花明。陡有多许白腻之痰浊，悉从大便出，口中吐痰反少，一如师预告。非第此也，前数日饮食常带呕意。予曰：呕者，胃不和也。凡大病久病，有胃则生，胃不和则危，此定例也。今则非第不呕，而且胃纳转佳，又能自起坐大便，或为其他动作矣。又前此卧不得左胁着席者，今则能之。所以然者，前此右肺蓄脓方盛，使用左胁着席，则脓将压诸其他脏器上，因而

不舒乎？胸前隆起处，前服三诊方后，即开始降落，今乃悉平。咳嗽时，胸部不再牵痛。又安福消肿膏自经西医敷用，即时常更换，至此乃免除。此方连服三日，功效甚著。自八日起又服前之悬拟方，但去生山栀。其中之醒消丸计守服迄今，自三钱减为一钱，犹未间也，自是顿入坦途，能食饭，怕吃药，嬉戏如常矣。二十九日，吴君又叩调理之方，师曰：

五诊：夏历八月十四日肺痈已经出险，而阴气大伤，宜《千金》黄昏汤。

合欢皮，如手掌大一块，用水三碗煎至一碗半，作两次服

[**按**] 服此甚佳，食量增，而肌肉丰，虽不时尚有微咳，并带薄痰，是为病后余波，不足虑也。

本病有一特性，即但恶热，不恶寒。夫不恶寒，但恶热者为阳明病。故吾曰：肺痈者，阳明病之一格也。夫阳明病以清、吐、下为三大正治，故肺痈之用苇茎，清法也；用桔梗，吐法也；用葶苈、牙皂，下法也。《经》曰："肺与大肠相表里。"故大肠能移热于肺。夫知此，方可以言治肺痈。

曹颖甫曰：凡治此证，痈脓结聚肺部，当开泄肺气，清其郁热，为第一步。及肺脏气疏，咯痰不畅，则以决去痈脓为第二步。及腥臭之痰出尽，而胶痰之未成脓者，尚吐之不已，则以破除痰结为第三步。及胶痰渐少，肺之破碎处当用补救，则以扶养肺阴为第四步。惟补救之方推《千金》黄昏汤为最。黄昏为合欢皮，张路玉称其两干相著，即粘合不解，取其黏性实足以补肺脏之罅漏，而收其全功，较世传白及尤为稳当。敢布腹心，以告同仁。按合欢为马缨花，花红如马缨，五六月始开，枝干多连理，予亲见之。盖肺主皮毛，此树之皮彼此易为粘合，故能补肺之绽裂也。

又前按谓肺痈病源实出阳明，此说甚精确。盖肠胃燥实，郁热上熏于肺，则肺燥而胶痰生，一日之燥气不除，则一日之胶痰不去。久久热伤肺脏，因变痈脓。故治之之法，第一当开壅清热，其次则当破顽痰，皆所以抉其壅也。

【赏析】

《金匮要略》："肺痈，喘不得卧，葶苈大枣泻肺汤主之。""肺痈胸满胀，

一身面目浮肿，鼻塞清涕出，不闻香臭酸辛，咳逆上气，喘鸣迫塞，葶苈大枣泻肺汤主之。”所谓肺痈，《金匮》描述道：“若口中辟辟燥，咳即胸中隐隐痛，脉反滑数，此为肺痈，咳唾脓血。”“咳而胸满，振寒，脉数，咽干不渴，时出浊唾腥臭，久久吐脓如米粥者，为肺痈。”其主证是：发热、咳嗽、胸痛、吐痰腥臭，甚则咳吐脓血。曹颖甫在四个病案使用了葶苈大枣泻肺汤，均使患者喘咳、胸胀、胸痛症状明显减轻。并认为葶苈是愈胀之品，泻肺中壅胀，有是证，必用此方。《本经》载：“葶苈，味辛寒。主癥瘕积聚、结气、饮食寒热，破坚。”《开宝本草》载：“葶苈疗肺痈上气咳嗽，定喘促，除胸中痰饮。”葶苈被称为“泻肺猛将”，东垣有“葶苈气味俱厚，不减大黄”，丹溪认为“葶苈性急，病涉虚者，杀人甚急”之说。曹颖甫还指出“葶苈今人少用之，用之亦不出数分”。《金匮要略》中亦未记录葶苈用量。但在《经方实验录》曹颖甫用葶苈少则三钱，多则五钱，取得良好疗效之外，均未出现所谓的不良反应，其使用时每用或与十二枚大枣同煎，或用黑枣去核包麻扎入煎，遵从仲景之旨，故收祛邪不伤正之效。

此外，案一中分析了苇茎汤、桔梗汤与葶苈大枣泻肺汤治疗肺痈之区别，具体如下：

一，据《要略》“咳而胸满，振寒，脉数，咽干，不渴，时出浊唾腥臭，久久吐脓如米粥者，为肺痈，桔梗汤主之”，因此“知桔梗汤之所主者，为肺痈之初成，时出浊唾腥臭，必久而久之，方吐脓如米粥，非初时吐脓如米粥也”。

二，据《要略》“肺痈喘不得卧，葶苈大枣泻肺汤主之”、“肺痈，胸满胀，一身面目浮肿，鼻塞，清涕出，不闻香臭酸辛，咳逆上气，喘鸣迫塞者，葶苈大枣泻肺汤主之”。因此指出桔梗汤条既曰久久吐脓如米粥者为肺痈，葶苈大枣汤二条即但言肺痈，而隐含吐脓血于其中矣。

三，据“《千金》苇茎汤治咳内微热，烦满，胸中甲错，是为肺痈。按烦满，读如烦懑。烦懑者，肺中微热之初生，似尚未灼烁肺津为腥臭之浊唾也”，指出“故苇茎汤所主之候，还在桔梗汤之前”。

因此得出结论：上述三方治疗肺痈，“殊有轻重层次之分。苇茎汤最先而轻，桔梗汤为中，葶苈大枣汤最后而重”，是理论与实践的深入体会，当须认真识记。

案二曹氏指出本病：“凡治此证，痈脓结聚肺部，当开泄肺气，清其郁热，为第一步。及肺脏气疏，咯痰不畅，则以决去痈脓为第二步。及腥臭之痰出尽，而胶痰之未成脓者，尚吐之不已，则以破除痰结为第三步。及胶痰渐少，肺之破碎处当用补救，则以扶养肺阴为第四步。”顺序治疗，系长期临证心得。所记载运用《千金》黄昏汤合欢皮之法，亦当谨记。

悬饮其一

张任夫，劳神父路仁兴里六号。

初诊：二十四年四月四日，水气凌心则悸，积于胁下则胁下痛，冒于上膈则胸中胀，脉来双弦，证属饮家，兼之干呕短气，其为十枣汤证无疑。

炙芫花五分　制甘遂五分　大戟五分

上研细末，分作两服。先用黑枣十枚煎烂，去渣，入药末，略煎和服。

[**按**] 张君任夫，余至友也。先患左颊部漫肿而痛，痛牵耳际，牙内外缝出脓甚多。余曰：此骨槽风也。余尝以阳和汤治愈骨槽风病多人，惟张君之状稍异，大便闭而舌尖起刺，当先投以生石膏、凉膈散各五钱，后予提托而愈。越日，张君又来告曰：请恕烦扰，我尚有宿恙乞诊。曰：请详陈之。曰：恙起于半载之前，平日喜运动蹴球，恒至汗出浃背，率不易衣。嗣觉两胁作胀，按之痛。有时心悸而善畏，入夜，室中无灯炬，则惴惴勿敢入，头亦晕，搭车时尤甚。嗳气则胸膈稍舒。夜间不能平卧，平卧则气促，辗转不宁。当夜深人静之时，每觉两胁之里有水声漉漉然，振荡于其间。……余曰：请止辞，我知之矣。是证非十枣汤不治，药值甚廉，而药力则甚剧。君欲服者，尚须商诸吾师也。君曰：然则先试以轻剂可乎？曰：诺。当疏厚朴、柴胡、藿、佩、半夏、广皮、车前子、茯苓、清水豆卷、白术等燥湿行气之药与之。

计药一剂，值银八角余。服之，其效渺然，张君曰：然则惟有遵命，偕谒尊师矣。

翌日，余径叩师门，则师诊视张君甫毕，并在立案矣。走笔疾书，方至“脉来双弦”之句。余问曰：先生，是何证也？曰：小柴胡也。予曰：不然，柴胡之力不胜，恐非十枣不效。先生搁笔沉思，急检《伤寒论》十枣汤条曰：“太阳中风，下利呕逆，表解者，乃可攻之。其人漐漐汗出，发作有时，头痛，心下痞硬满。引胁下痛，干呕，短气，汗出，不恶寒者，此表解里未和也，十枣汤主之。”因问张君曰：君气短而干呕乎？曰：良然。师乃顾谓余曰：尔识证确，所言良是也。师乃续其案而书其方，即如上载者是。

又按《金匮》曰：“脉沉而弦者，悬饮内痛。”又曰：“病悬饮者，十枣汤主之。”余尝细按张君之脉，觉其滑之成分较多，弦则次之，沉则又次之。以三部言，则寸脉为尤显，与寸脉主上焦之说适合。以左右言，则左脉为较显，盖张君自言左胁之积水较右胁为剧也。

今当报告张君服汤后之情形。张君先购药，价仅八分，惊其值廉。乃煮大枣十枚，得汤去滓，分之为二。入药末一半，略煎，成浆状物。其夜七时许，未进夜饭，先服药浆，随觉喉中辛辣，甚于胡椒。张君素能食椒，犹尚畏之，则药性之剧可知。并觉口干，心中烦，若发热然。九时起，喉哑不能作声，急欲大便，不能顷刻停留，所下非便，直水耳。其臭颇甚。于是略停，稍进夜饭，竟得安眠，非复平日之转侧不宁矣。夜二时起，又欲大便，所下臭水更多，又安眠。六时，又大便，所下臭水益增多。又睡至十时起床，昨夜之喉哑者，今乃愈矣。且不料干呕、嗳气、心悸、头晕者恙均减，精神反佳。张君自知肋膜炎为难愈之疾，今竟得速效如此，乃不禁叹古方之神奇！

次日中午，喉间完全复原。下午七时，夜膳如常。九时半，进药，枣汤即前日所留下者。药后，胃脘甚觉难堪，胃壁似有翻转之状，颇欲吐，一面心烦，觉热，喉哑，悉如昨日，但略瘥可。至深夜一时，即泄水，较第一夜尤多。翌晨，呕出饭食少许，并带痰水，又泄臭水，但不多矣。至午，喉又复原，能进中膳如常，嗳气大除，两胁之胀大减。惟两胁之上（乳偏下）反觉比平日为胀。张君自曰：此胁上之胀，必平日已有，只因胁下剧胀，故反勿觉。今胁下之胀除，改胁上反彰明耳。而胆量仍小，眼目模糊，反有增无减，但绝无痛苦而已。

吾人既知服后经验，试更细阅十枣汤之煎服法，两相参研，乃知煎服法虽仅寥寥二三行，而其中所蕴蓄之精义甚多。煎服法曰："上三味，捣筛，以水一升五合，先煮肥大枣十枚，取八合；去滓，内药末，强人服一钱匕，羸人服半钱，平旦温服之，不下者，明日更加半钱，得快下后，糜粥自养。"观张君之第一日先药后饭而不呕，第二日之先饭后药而呕，可知也。先药后饭，较先饭后药为愈，亦安知平旦服之云者，不饭而服之也，较先药后饭为更愈乎。又云："快下后，糜粥自养。"则其未下以前，不能进食可知。实则下后糜粥自养，较先后俱不饭者为尤佳，此其第一义也。

曰："不下者，明日更加半钱。"而不言："不下，更作服。"可知"明日"二字，大有深义，即"明日平旦"之省文。盖平旦之时，胃腑在一夜休养之后，功能较为亢盛，故借其天时之利，以与此剧药周旋耳。且一日一服，不似其他汤药之可以多服，盖一以见药有大毒，不宜累进，一以为胃腑休养地步，此其第二义也。

强人一钱匕，羸人则改半钱，斤斤较其药量，倍显慎重之意。何者？其义与上述者正同，此其第三义也。

十枣汤以十枣为君，亦安知十枣之功用为何如乎？东人曰：大枣、甘草等药功用大同而小异，要为治挛急而已。说殊混统不可从。吾友吴君凝轩尝历考经方中大枣之功用，称其能保胃中之津液。今观十枣汤之下咽即起燥痛，则甘遂、大戟、芫花三者吸收水分之力巨可知，入胃之后，虽能逐水驱邪，然克伤津液，在所不免，故投十枣以卫之，方可正邪兼顾。又吴君谓十枣汤之服法，应每日用十枣煎汤，不可十枣分作两服，以弱保正之功，其说颇有见地。况旧说以枣为健脾之品，又曰脾能为胃行其津液。由此可知枣与胃液实有密切之关系。惟其语隐约，在可解不可解之间，今得吾友之说，乃益彰耳，此其第四义也。

甘遂、芫花、大戟为何作药末以加入，而不与大枣同煎，盖有深意，以余研究所得，凡药之欲其直接入肠胃起作用者，大都用散。薏苡附子败酱散，世人用之而不效，不知其所用者非散，乃药之汤耳。五苓散，世人用之又不效，谓其功不及车前子、通草远甚，不知其所用者非散，亦药之汤耳。至于承气亦直接在肠中起作用，所以不用散而用汤者，盖肠胃不能吸收硝黄，用汤无异散也。其他诸方，用散效、用汤而不效者甚多。虽然，甘遂等三药为末，入胃逐水，有此说在。又何能逐两胁间之积水乎？曰：水饮先既有道以入胁间，今自可循其道，追之使出，事实如此，理论当循事实行也，此其第五义也。

呜呼！仲圣之一方，寥寥二三行字，而其所蕴蓄之精义，竟至不可思议。凡此吾人所殚精竭虑，思议而后得之者，尚不知其是耶非耶？

二诊：四月六日。两进十枣汤，胁下水气减去大半，惟胸中尚觉胀懑，背酸，行步则两胁尚痛，脉沉弦，水象也。下后，不宜再下，当从温化。

姜半夏五钱　北细辛二钱　干姜三钱　熟附块三钱　炙甘草五钱　菟丝子四钱　杜仲五钱　椒目三钱　防己四钱

［**按**］师谓十枣汤每用一剂已足，未可多进。所谓大毒治病，十去其四五是也。又谓甘遂、大戟皆性寒之品，故二诊例以温药和之。此方系从诸成方加减而得，不外从温化二字着想。惟据张君自言，服此方后，不甚适意。觉胁上反胀，背亦不舒，目中若受刺，大便亦闭结。按此或因张君本属热体，而药之温性太过欤？

三诊：四月八日。前因腰酸胁痛，用温化法，会天时阳气张发，腰胁虽定，而胸中胀懑，左胁微觉不舒。但脉之沉弦者渐转浮弦。病根渐除，惟大便颇艰，兼之热犯脑部，目脉为赤，当于胸胁着想，用大柴胡汤加厚朴、芒硝。

软柴胡三钱　淡黄芩三钱　制半夏三钱　生川军三钱，后下　枳实三钱　厚朴二钱　芒硝钱半，冲

［**按**］张君言：服药后，夜间畅下四五次，次日觉胁背均松，胸中转适，

精神爽利，诸恙霍然。观此方，知师转笔之处，锐利无比。前后不过三剂，药费不过三元，而竟能治愈半载宿恙之肋膜炎病。呜呼，其亦神矣！

曹颖甫曰：凡胸胁之病多系柴胡证，《伤寒·太阳篇》中累出，盖胸中属上焦，胁下则由中焦而达下焦，为下焦水道所从出，故胁下水道瘀塞即病悬饮内痛，而为十枣汤证。胸中水痰阻滞，上湿而下燥不和，则为大陷胸汤证。若胸中但有微薄水气，则宜小柴胡汤以汗之。胁下水气既除，转生燥热，则宜大柴胡汤以下之，可以观其通矣。

【赏析】

《伤寒论》载："太阳中风，下利呕逆，表解者，乃可攻之。其人汗出，发作有时，头痛，心下痞硬满，引胁下痛，干呕，短气，汗出不恶寒者，此为表解里未和也，十枣汤主之。"《金匮要略》载："脉沉而悬者，悬饮内痛。病悬饮者，十枣汤主之。"何谓悬饮？《金匮》记载："饮后水留在胁下，咳唾引痛，谓之悬饮。"可见十枣汤的主症是咳唾引痛，干呕短气，脉沉弦，其症状和西医的渗出性胸膜炎相当，临床亦有不少用十枣汤治疗渗出性胸膜炎效果良好的报道。曹颖甫师徒对悬饮用十枣汤进行驱逐。案中用十枣汤治胸膜炎患者张某半载前外感后觉两胁作胀，按之痛，心悸善畏，头晕，胸中胀，夜间不能平卧，平卧则气促，辗转不宁，觉两胁有水声漉漉然，干呕短气，脉来双弦。确为十枣汤证，患者不愿服用十枣汤，姜佐景试以燥湿行气之轻剂，无效。后曹颖甫进十枣汤，一服后，所下臭水甚多，干呕、短气、心悸、头晕均减，精神反佳，两服后，胁下水气减去大半，胸中仍有胀满，后以温药及大柴胡汤加减调理而愈。

十枣汤为逐水峻剂，由甘遂、大戟、芫花、大枣组成，《本经》载："甘遂，味苦，寒。主大腹疝瘕，面目浮肿，留饮宿食，破癥坚积聚，利水谷道。""大戟，味苦，寒。主蛊毒，十二水肿，满，急痛，积聚……生川泽。""芫花，味辛，温。治咳逆上气，喉鸣喘，咽肿短气……生川谷。"《珍珠囊》载："甘遂，味苦气寒。苦性泄，寒胜热，直达水气所结之处，乃泄水圣药。

水结胸中，非此不能除，故仲景大陷胸汤用之。但有毒不可轻用。”曹颖甫先生亦遵从“大毒治病，十去其四五的原则”，一剂已足，未有多进。服药按原书的方法，先煮枣汤，再纳甘遂、大戟、芫花的药末，按体质强弱确定药末服用量，最后快下后糜粥自养。从整体上看，十枣汤的运用包含了峻剂攻逐水饮，同时用补法、饮食调摄扶助正气、大毒攻邪不可太过和治病顾及体质的原则，可谓精义颇深。曹颖甫先生治疗遵从上述原则，前后处方三次，就治愈半载宿疾，实为速效，值得后学中医借鉴与效仿。

悬饮其二

宋子载之妻，年已望五，素病胸膈胀痛，或五六日不得大解，夜睡初醒，则咽燥舌干。医家或以为浮火，或指为肝气，花粉、连翘、玉竹、麦冬、山栀之属，多至三十余剂。沉香、青皮、木香、白芍之属，亦不下十余方。二年以来，迄无小效。去年四月，延余诊治。余诊其脉双弦，曰：此痰饮也。因用细辛、干姜等，以副仲师温药和之之义。宋见方甚为迟疑。曰：前医用清润之品，尚不免咽中干燥，况于温药？余曰：服此当反不渴。宋口应而心疑之。其妻毅然购药，一剂而渴止。惟胸膈胀痛如故，余因《金匮》悬饮内痛者用十枣汤下之，遂书：

制甘遂一钱　大戟一钱　炙芫花一钱

用十枣浓煎为汤，去滓令服，如《金匮》法，并开明每服一钱。

医家郑仰山与之同居，见方力阻，不听，令减半服之，不下，明日延余复诊。知其未下，因令再进一钱，日晡始下。胸膈稍宽，然大便干燥，蓄痰未下。因令加芒硝三钱，使于明早如法服之。三日后，复延余复诊，知其下甚畅，粪中多痰涎。遂令暂行停药，日饮糜粥以养之。此时病者眠食安适，步履轻捷，不复如从前之蹒跚矣。后一月，宋又延余诊治，且曰：大便常五六日不行，头面、手足、乳房俱肿。余曰：痰浊既行，空隙之处，卫气不充，而水饮聚之。《金匮》原有发汗利小便之法以通阳气。今因其上膈壅阻特甚，且两乳胀痛，不得更用缓攻之剂，方用：

制甘遂一钱　大戟末一钱　王不留行二钱　生大黄三钱　芒硝三钱

一泻而胀痛俱止。宋因询善后之法，余因书：

苍术一两　白术一两　炙甘草五钱　生麻黄一钱　杏仁三钱

令煎汤代茶，汗及小便俱畅。即去麻杏，一剂之后，永不复发云。余按十枣汤一方，医家多畏其猛峻，然余用之屡效，今存此案，非惟表经方之功，亦以启世俗之蔽也。

［**按**］此吾师十年前之治案也。是时，余有志于医，顾未尝学焉。师另有本汤验案多则，悉详《金匮发微》。然则人犹是也，病犹是也，方犹是也，效亦犹是也。所谓古人不见今时月，今月曾经照古人，其间同具妙理。若曰古方不可治今病，犹曰古月不可照今人，得毋痴不可及？

南宗景先生曰："舍妹曾患胀病，初起之时，面目两足皆微肿。继则腹大如鼓，漉漉有声，渴喜热饮，小溲不利，呼吸迫促，夜不成寐。愚本《内经》开鬼门（玄府也，亦即汗腺）、洁净府（膀胱也）之旨，投以麻附细辛合胃苓散加减。服后，虽得微汗，而未见何效。妹倩金君笃信西医，似以西医治法胜于中医，于是就诊于某医院，断为肾脏炎症，与以他药及朴硝等下剂。便泻数次，腹胀依然。盖以朴硝仅能下积，不能下水也。翌日，忽头痛如劈，号泣之声达于四邻，呕出痰水，则痛稍缓。愚曰：此乃水毒上攻之头痛，即西医所谓自家中毒。仲景书中曾载此证（见赵刻本《伤寒论》第一百六十条），非十枣汤不为功。乘此体力未衰之时，可以一下而愈，迟则不耐重剂也。乃拟方用甘遂三分（此药须煨透，服后始不致作呕，否则吐泻并作，颇足惊人，曾经屡次试验而知），大戟、芫花炒，各钱半，因体质素不壮盛，改用枣膏和丸，欲其缓下。并令侍役先煮红米粥，以备不时之需。服药后，四五小时，腹中雷鸣，连泻粪水十余次，腹皮弛缓，头痛亦除。惟神昏似厥，呼之不应。其家人咸谓用药过猛。愚曰：勿惊。《尚书》所云'若药不瞑眩，厥疾勿瘳'，此之谓也。如虑其体力不支，可进已冷之红米粥一杯，以养胃气，而止便泻。如言啜下，果即泻止神清。次日腹中仍微有水气，因复投十枣丸钱半，下其余水，亦去疾务尽之意。嗣以六君子汤补助脾元，且方内白术一味能恢复其吸收功能。故调理旬日，即获痊愈。”（录《中医内科全书》）此亦古方治今病之一好例也。

【赏析】

本案为水饮结于胁下之证。《伤寒论》云：“太阳中风，下利呕逆，表解者，乃可攻之。其人漐漐汗出，发作有时，头痛，心下痞硬满，引胁下痛，干呕短气，汗出不恶寒者，此表解里未和也，十枣汤主之。”十枣汤证积水为患，人所易知，但又云此表解里未和也，而其症仍有其人漐漐汗出，发作有时，头痛等，或认为仍有表未解。须知此为水停膈间，卫气与之争则发作，卫气过则止，故发作有时。卫气争而得出，则漐漐汗出，水气随太阳经脉上攻于头则为头痛，水气泛溢，浩浩莫御，实非表证，故用十枣汤攻其水，水去而诸症自解。患者为饮停胸胁，痞结不散，故水气凌心则悸，积于胁下则胁下痛，冒于上膈则胸中胀，脉来双弦，证属饮家，故用十枣汤峻逐水饮。水饮为患，遍及人身上下内外，方用芫花、大戟、甘遂三味性味辛苦而寒之品，以攻下水邪。芫花轻清入肺，直从至高之分，去菀陈莝；甘遂、大戟之苦佐大枣之甘而缓者攻之，则从心至胁之水饮皆由二便而出。逐水猛剂，往往损伤脾胃之气，故以大枣十枚为君，预先培补中宫，以防峻泻药物之伤正。原案云：病者服药后，即感到喉中辛辣甚于胡椒，并有口干心烦、发热声嘶等现象。本方可改汤为丸，或研末用胶囊装，每服 1 克，渐加至 1.5 克，用大枣十个煎汤送下。服药后如泻水过于猛烈，可服米汤，使泻水作用减弱。

奔豚其一

刘右，初诊：九月十六日。始病中脘痛而吐水，自今年六月每日晨泄，有时气从少腹上冲，似有瘕块。气还则绝然不觉。此但肝郁不调，则中气凝滞耳。治宜吴茱萸汤合理中。

淡吴萸四钱　生潞党五钱　干姜三钱　炙草三钱　生白术五钱　生姜三片　红枣十二枚

二诊：九月十八日。两服吴茱萸合理中汤，酸味减而冲气亦低，且晨泄已全痊。惟每值黄昏，吐清水一二口，气从少腹挟痞上冲者，或见或否。治宜从欲作奔豚例，用桂枝加桂汤，更纳半夏以去水。

川桂枝三钱　白芍三钱　生草钱半　桂心钱半　制半夏五钱　生姜五片　红枣七枚

拙巢注：服后痊愈。

［**按**］本案初诊所谓吐水，二诊所谓吐清水，颇可疑，或即是“白津”，其说详下案。

奔豚其二（附列门人治验）

周右，住浦东。初诊：气从少腹上冲心，一日四五度发，发则白津出，此作奔豚论。

肉桂心一钱　川桂枝三钱　大白芍三钱　炙甘草二钱　生姜三片　大红枣八枚

［**按**］本案为余在广益中医院所诊得者，余视此颇感兴趣，若自珍其敝帚者然，请从白津说起。

《金匮要略》曰：“寒疝绕脐痛，苦发则白津出，手足厥冷，其脉沉弦，大乌头煎主之。”本条中“苦发”二字，《千金》《外台》作“若发”，此不足论。“白津”二字，《千金》《外台》作“白汗”，“白汗”二字在仲圣书中为少见，或以为即《素问》之“魄汗”，或以为即《脉经》之“白汗”似未得为的解。若仍作“白津”，亦未能确指为何物。若释“白津”为“白带”，尤误。因“带”则称“下”，而不称“出”，称“白物”而不称“白津”故也。独本案病者周右告我以一病状，我无成句以形容之。欲得而形容之，除非“发则白津出”五字，庶足以当之。盖周右每当寒气上冲之时，口中津液即泉涌而出，欲止之不得，其色透明而白。待冲气下降，此种白津方止。其来也不知何自，其止也不知何往。但决非痰浊之属，盖痰浊出于肺胃，此则出于口中，痰浊较浓而厚，此则较淡而清。痰浊之吐出须费气力，此则自然流溢，故二者绝然为二物。夫奔豚为寒性病，既有出白津之例，则寒疝亦为同类之寒性病，其出白津复何疑？师兄吴凝轩谓尝亲见冻毙之人将死之时，口出白津无算，汩汩而来，绝非出于其人之自主，与此正可互相印证，事实之不可诬有如是者！

叶案曰："高年少腹气冲，脘下心肋时痛，舌底流涎，得甜味，或静卧，少瘥，知饥不食，大小便日窒。此皆阴液内枯，阳气结闭。喻西昌有滋液救焚之议。然衰老关格病，苟延岁月而已，医药仅堪图幸。"药用"大麻仁、柏子仁、枸杞子、肉苁蓉、紫石英、炒牛膝"。细按本病实是奔豚，所谓"舌底流涎"，即是"白津"。其用药虽非正道，而足以互证病情者乃至审也。

按依西医解剖学言，唾腺亦名涎腺，涎腺计有三对，曰耳下腺，曰颚下腺，曰舌下腺，其末端各有球囊如葡萄状。耳下腺为最大，在外耳之直下，别有管开口于上颚臼齿之近旁，以输送唾液。颚下腺在下颚之内前部，舌下腺在舌底黏膜之下，其输送管皆开口于舌尖下部之两侧。若唾腺神经起反射兴奋，以致唾液分泌亢盛者，谓之反射性流涎症云云。窃意奔豚病者心腹部分之神经剧受刺激，因反射及于唾腺神经，故分泌唾液特多。此唾液也，实即本案所谓"白津"。

二诊：投桂枝加桂汤后，气上冲减为日二三度发，白津之出亦渐稀。下得矢气，此为邪之去路，佳。

肉桂心一钱半　川桂枝三钱　大白芍三钱　炙甘草三钱　生姜三片　红枣十枚　厚朴钱半　半夏三钱

[**按**] 初诊时有为我录方之同学曰：此肝气也。余曰：肝气之名太泛，毋宁遵经旨称为奔豚，同学疑焉。次日病者欣相告，曰：冲气减矣，胃纳亦增，同学愕然焉。余又琐琐重问白津之状，及关于白津之一切，所言悉合，无可疑焉。又曾细按其脉，颇见弦紧之象，与仲圣所言寒疝之脉相似，益见疝与奔豚，确属类似之病。

服桂枝加桂汤而得矢气者，因桂性芳香兼能逐秽故也。然而逐秽气之专功，却不及厚朴，此为余屡次实验而得之者。又以半夏善降，故并用之。

三诊：气上冲，白津出，悉渐除，盖矢气得畅行故也。今图其本，宜厚朴生姜甘草半夏人参汤加桂。

厚朴三钱　生姜四钱　半夏四钱　甘草三钱　党参三钱　桂心一钱　桂枝二钱

［按］余每遇可研究之病，恒喜病者多来受诊几次，俾可详志服药后之经过。但以用经方之故，病者向愈至速，每一二诊后，即不复来。予乃无从详讯，每致大失所望。本案当初诊时，妇鉴于前此就地医治之无效，频问此病尚有愈望否。予期以十日，妇笑颔之。至二诊来时，予鉴于前此查询病情之无从，当即详询妇之沪寓住址。第三诊后，妇果不复来。又越数日，余乃按址趋至其戚家访之。得其外甥女出见，曰：家舅母因病已将痊愈，又以家务纷繁，早欣然回浦东去矣。以余意默忖，此妇病根必然未拔，不久行当重发。夫当其病剧之时，则以身体为重，家事为轻，及其病减之后，又以家事为重，身体为轻，此乃人之常情，安足怪欤？

有善怀疑之读者必将问余曰：何谓“今图其本”？

为答此问题起见，余乃不能不发表其未成熟之说。余曰：奔豚病之本源乃肠中之矢气，即肠胃中残余未曾消化之物，因发酵分解所生之瓦斯是也。厚朴生姜甘草半夏人参汤治此最佳。方中人参、生姜、半夏能健胃降逆，使立建瓴之势，厚朴、甘草能逐秽安正，大有剿抚之功。病者服此后，其矢气将更多，矢气既去，腹之胀满者乃渐平。本案周右腹本胀满，两服药后，遂渐平，今特补述于此。病人之腹渐平，奔豚乃免复发，所谓图其本者此也。

我今当补述周妇气上冲之情形，据述其气确发源于小腹，惟并非仅中道一线直上，仿佛腹之两旁皆有小线向上中方向升腾，直冲至心脏部分而杳。方其冲也，颇觉难堪，及其杳也，不知何去。而白津之忽涌忽止，又皆出于不能自主。如是前后数分钟，方复原状。然而神为之疲，食为之减。

吾人当注意此妇之逆气冲至心而杳一语，与经文“气从少腹上冲心者、“气从少腹上至心”二语，悉合符节。经文之“至”字，有以心为止境，至此而止之意。经文之“冲”字，有以心为正鹄，冲此即中之义。经文“冲心”、“至心”大同小异之二条，悉主桂枝加桂汤，故我治本案“冲心”、“至心”之奔豚，亦用桂枝加桂汤。

此妇服药得矢气后，则上冲之气顿减，可见冲心之逆气无非肠中之矢气，肠中之矢气即是冲心之逆气。意者肠中发酵之瓦斯，既不能泄于下，势必膨于中，故腹胀满。而腹之胀满程度又殊有限制，故此时瓦斯乃随时有上溢之可能。适肠系于肠间膜，膜中有无数静脉管吸液上行，平时因血管有关约之作用，瓦斯不能溢入血管。适其人暴受惊恐，关约失其效能（吾人手方握物，受惊则物堕地。书载难产之妇，因骤闻响器掷地，胎儿安下。是皆关约筋因惊失效之明证），于是瓦斯乘机溢入血管。此溢入之量必甚微渺，然其害已烈，观西医之注射液剂，必避免空气之随入，慎之又慎，可见一斑。设瓦斯溢入静脉管，病人之感痛楚尚不甚剧，因瓦斯与静脉血液同向上行故也。设其所溢入者为动脉管，则二者逆向而行，痛楚斯甚。以我臆测，此种瓦斯甚且逆大动脉而上薄心脏，但心脏瓣膜开阖喷压之力殊强，故瓦斯终为击溃，或下退原处而杳。药以桂枝加桂汤者，因桂枝能助动脉血运畅行之故，更加桂心以为君，则其喷压之力更强，而瓦斯乃不能上溢，但能下返（我前释桂枝汤中桂枝之用与此处相合，尚不致有两歧之误）。如此解释，似觅圆满。但依生理书言，肠中毒素每能侵入血管，至肠中之瓦斯殊不能溢入血管之中。然今日之生理尚不足以尽释实际之病理，观肋膜炎病者进十枣汤后，其肋膜间之水竟从肛门而出，即是一例。故我敢依此种病例作奔豚病理之“假说”如上。“假说”云者，即假定之学说，并非绝对之真理，姑留此说，以待他人之改正谬误或补充证明者也。

依鄙意，病者肠中先有瓦斯之蕴积，偶受惊恐，则关约失效，致瓦斯溢入血管之中。故仲圣曰：“皆从惊发得之。”“发”犹言“始”也，此言大有深意。仲圣又曰：“烧针令其汗，针处被寒，核起而赤者，必发奔豚。”试问烧针令汗，何故多发奔豚？历来注家少有善解。不知仲圣早经自作注释，曰“加温针，必惊也”，曰“医以火迫劫之，亡阳必惊狂”，曰“奔豚，……皆从惊发得之”。合而观之，则烧针所以发奔豚之理宁非至明？故以经解经，反胜赘说多多。惟其人肠中本有宿气，待时而动，此乃可断言者也。

虽然，余之假说，尚不止于此。设阅者能稍耐烦，容当续陈其义。余曰：此上所述之奔豚病为第一种奔豚，更有第二种奔豚与此稍异，即奔豚汤所主之奔豚病是也。

此二种奔豚乃同源而异流者。同源者何？盖同种因于腹中之瓦斯是也。异流者何？盖一则逆大动脉而犯心脏，一则溢入淋巴管，逆胸导管亦犯心脏，甚且犯胸与咽喉。师曰："奔豚病，从少腹起上冲咽喉，发作欲死。"又曰："奔豚气上冲胸，腹痛，往来寒热，奔豚汤主之。"即是此一种犯淋巴系之奔豚。

试更详为之证，胸导管之上端适当胸部，其位高于心脏，故曰"上冲胸"，而不仅曰"上至心"，此可证者一也。咽中如有炙脔者，属半夏厚朴汤证，其病在咽喉部分之颈淋巴系，属少阳，与此处所谓上冲咽喉极相类，此可证者二也。淋巴系病即中医所谓少阳病，少阳病以"寒热往来"为主证，故曰"往来寒热，奔豚汤主之"，此可证者三也。试察奔豚汤方内有半、芩、姜、草，酷如少阳之主方小柴胡汤，此可证者四也。吾师曾用奔豚汤原方治愈此种奔豚病，其案情详《金匮发微》。读者欲知其详，请自检之，此可证者五也。有此五证，此第二种奔豚病乃告成立。

是故姑以六经言，二种奔豚病同生于太阴，一则发于太阳，一则发于少阳。以生理言，两种奔豚病同生于肠中瓦斯，一则发于循环系，一则发于淋巴系。考之实例，发于循环系者多，发于淋巴系者少，故桂枝加桂汤之用，常较奔豚汤为广。东哲有言曰："奔豚主剂虽多，特加桂汤为最可也。"即缘此故耳。至奔豚病之剧者，其逆气同犯循环淋巴二系，亦属可能之事，故用方亦不妨并合。

笔述至此，奔豚病似可告一段落，徜有读者更欲追问肠中瓦斯之所由来，太阴病之所由成，我又安得无言？曰：以生理言，肠中瓦斯之成，实由于胃乏消化力，即西医所谓消化不良症是也。故欲治肠，当先健胃。犹欲求流之长，必先浚其源。虽然，是乃粗浅之言，不值一笑，今当进一步从心理方面言，曰：肠胃功能之所以不良者，乃忧思伤感有以造成之耳。试观吾人偶逢忧伤，则食不下，即下亦不能化，可作明证。故中医谓忧能伤脾，又谓脾主运化，犹言忧令人消化不良也。本此，用敢不揣冒昧。续伸仲圣之说曰："奔豚病，皆从惊恐发之，而从忧伤积之。"盖发于骤，而积于渐也。

读者试将前案吾师治验例及本案拙案例合而考之，可知吾所言者，皆实验之论，非玄想之谈。又吾师之案与拙案较，在治法上言，有一不同之点在。读者明眼，谅早已烛之。如其未也，不妨略予思考，得之，然后接阅下文，与吾所言者对勘，此乃治学之一法，添趣之一术也。

吾师前案先用吴茱萸合理中汤，继用桂枝加桂汤纳半夏，拙案则由桂枝加桂汤渐移作厚朴生姜甘草半夏人参汤加桂，一往一来，彼顺此逆。易言之，吾师先治其本，后图其标，余则先治其标，后图其本，与上卷葛根芩连汤证，师用退一步法，余用进一步法者，遥遥对映，正可相得益彰。学者当知一病之来，每非一方可奏全功，见其实则进，虑其虚则退；惟其急则顾标，因其缓则保本。必也进退合度，标本无误，病乃速已。抑进退之外，尚有旁敲侧击之法，标本之间，更有中气逆从之调。一隅三反，又岂待焦唇之喋喋乎？

曹颖甫曰：治病不经实地考验，往往失之悬断。孟子有言：为高必自丘陵，为下必因川泽。今佐景乃因仲师所言之病情，进而求其所以然，则见证用药，随在有得心应手之妙，要不惟奔豚为然也。又按：奔豚向称肾积，而方治实为肝病。陈修园谓：奔豚汤畅肝气而逐客邪，黄坤载发明桂枝解达肝郁，按中所述某同学所言肝气亦自有理。但以奔豚证属肝病则可，泛称肝病，并不知为奔豚证则不可耳。

【赏析】

本案亦为心阳不足、下焦寒气上逆之奔豚证。辨证要点，为气从少腹上冲心，发作有时。前案张某脉沉迟，舌苔白滑。本案发则白津出，为发作时口中清水流出，均为应用本方之着眼点。奔豚证为阴邪乘虚冲心，本方和营散邪、益火消阴故治之。再诊加厚朴、半夏之辛温，以降冲逆逐水饮也。至于加桂问题，上案已详，尤有言者，古书中无肉桂，崔氏肾气丸方，仲景亦用桂枝，今人则用肉桂，实践证明，加桂枝或加肉桂，均无不可，要在辨明下焦寒气之轻重，轻则桂枝，重则肉桂，宜灵活掌握，不可拘泥。

历节

耿右，初诊：八月二十七日。一身肢节疼痛，脚痛，足胫冷，日晡所发热，脉沉而滑，此为历节，宜桂枝芍药知母汤。瘰疬，从缓治。

川桂枝五钱　赤白芍各三钱　生甘草三钱　生麻黄三钱　熟附块五钱　生白术五钱　肥知母五钱　青防风五钱　生姜一块，打

二诊：九月一日。服桂枝芍药知母汤，腰痛略减，日晡所热度较低，惟手足酸痛如故，仍宜前法。

川桂枝五钱　赤白芍各五钱　生甘草三钱　净麻黄四钱　苍白术各五钱　肥知母五钱　青防风四钱　生姜一块，打　咸附子三钱，生用，勿泡

［按］吾师又曾治一戴姓妇人妊娠八月，为其夫病求医，抱夫乘车，胎儿竟为夫身压毙，遂作腹痛。一医药而堕之，腐矣，妇本属血虚体质，死胎既下，因贫不能善后，即病历节。手足拘挛，节骱剧痛，旦日较缓。拖延二年，方求师诊。师用一方，二剂不应。二诊改用某药，汗乃大出。两剂，肢节便可屈伸，足肿亦小，独手发出大泡，有脓有水，将成溃烂。乃采丁甘仁先贤法，用大小蓟各五钱、丹皮一两、地骨皮四钱，清其血热，二剂而痂成，四剂而痂脱，遂与未病时无异。以为可无恙矣，妇忽阴痒难忍，盖湿毒未尽，而下注也。师因令其用蛇床子煎汤熏洗，良瘥。未几，入市购物，卒然晕倒，诸恙退而血虚之真象见。师乃用大熟地一两，潞党参五钱，川芎、当归各四钱，龙骨、牡蛎各一两，凡二十余剂痊愈，后竟抱子云云。

曹颖甫曰：肢节疼痛，病名历节。此证起于风邪外感，汗出不畅，久久湿流关节，脉迟而滑，属寒湿。其微者用桂枝芍药知母汤，其剧者宜乌头汤。尝治一吴姓男病，予用净麻黄三钱，生白芍三钱，生绵芪三钱，炙甘草三钱，

乌头二枚、切片，用蜜糖一碗另煎，煎至半碗，盖悉本《金匮》法也。

【赏析】

本案为风湿日久化热伤阴。风寒湿邪流注于筋脉关节，气血运行不畅，故一身肢体关节疼痛；寒湿下注则脚痛、足胫冷；湿留中焦，郁久化热，涉及阳明，则日晡所发热；脉沉滑为湿浊在里之象。故曹氏治以桂枝芍药知母汤。本方出于《金匮要略·中风历节病脉证并治》第八条："诸肢节疼痛，身体魁羸，脚肿如脱，头眩短气，温温欲吐，桂枝芍药知母汤主之"。本方以麻黄汤、桂枝汤、甘草附子汤三方加减而成。方中麻黄、桂枝祛风通阳；附子温经散寒止痛；苍白术、防风祛风除湿；知母、赤白芍养阴清热活血；生姜祛风和胃止呕；甘草调和。全方共奏祛风除湿、温经散寒、清热滋阴之效。[按] 中所举两病例提示医者，历节之病的产生，除与寒湿留着有关外，还与血虚或气血不足有关。故治疗上除用麻、桂甚至附子温阳散寒止痛，常须伍以白芍、参、芪之品。或如戴姓妇人案，初以发汗解表祛风散寒取效，后以益气养血调理善后，方为周全。否则患者气血不足易再次感邪而发病，或水湿推动不利而湿毒下注，或官窍失养而成虚证。

发背脑疽

人体外证之属寒者，除流注外，发背脑疽最为重大。惟世传阳和汤一方与仲师当发其痈之旨最合，若误投寒凉败毒之品，十不活一。所以然者，为血络凝于寒湿，非疔毒流火之属于阳证者比也。附阳和汤方如下：

麻黄三钱，去根节　炮姜三钱　熟地黄一两　鹿角胶三钱　肉桂一钱（寒重加附子）

[按] 友人周慕莲君患脑疽，初起，察其属阴性，法当与阳和汤，顾大便五日未行，疑其有热结，为之踌躇者再。谁知服汤后，次早项背转动便易，大便畅下，乃悟其大便之闭，亦属寒性故也。其外用膏药，为阳和膏。

又有友人周焕根君患脑疽，发于项后偏右，皮色不变而结块，脉微细，大便亦不行。采邻居之言，购番泻叶值铜元十枚服之，大下，而自止，疽反日剧。予仍以阳和汤投之，二日不应。易医，又投阳和汤加减，二日，又不应。易名医，投和荣通络轻剂，不更衣，则无暇问也。如是二日，疽依然，而大便之不行也如故。无已，予乃嘱用甘油锭以润之，因用之不得法，无效。次日详告以术，乃下燥矢四五颗，随以溏薄矢液，自是得安寐竟日。醒来知饥索粥，精神大振。便下皆溏者，湿既有去处，疽乃以渐告愈。事后，余乃悟此为先硬后溏证，原不可攻，其所以有燥矢结于肠中者，必是番泻叶之流弊，盖大下亡阴，液去而矢在，故结而致燥也。病家之药误，医者可不留意哉？

曹颖甫曰：阳和汤一方不惟脑疽发背为宜，即膝盖忽然酸疼，为鹤膝风初步，用之亦多效。若华母于去冬今春两次患此，临睡时服药，醒即不痛。施之骨槽风病，亦能一服定痛，真神方也。

【赏析】

曹颖甫认为发背头疽，勿忘温通宣散。发背与头疽，均是发生于皮肤肌肉的急性化脓性疾患，以其红、肿、热、痛并现粟粒样脓头，极易扩散为特征；又随所处部位之异而各得其名。世医大多指为“阳证”，从“火毒”入手论治，泛用清热解毒法，选方不离仙方活命饮左右，几成定式。然清代医家徐惠铨《外科选要》称发背有阳毒发背、阴毒发背、金石毒发背、酒食毒发背、山岚瘴气发背等五种证型，而“阴毒发背，是气冷而作”，进而论述：“大抵痈肿之证，不可专泥于火为患，况禀有虚实及老弱不同，苟可概用寒凉之药。”曹颖甫赞同该说。对丁甘仁先生有关归经及治疗的真知灼见“脑疽属太阳，发背属太阳合少阴。二证妄投凉药必死”，尤加认同。曹颖甫认为发背头疽的病机，为营卫不和，气血凝滞，导致经络阻隔是发病之关键环节。主张治以温通，脉通血活，寒散凝除则郁滞自消，痈肿自愈。“若误投寒凉败毒之品，十不活一，所以然者，为血络凝于寒湿，非疔毒流火之属于阳证者比也。”初起有寒热表证者，投解肌通脉之桂枝汤多有效验，初莫谓其方药平淡简练而漠视之；无表证或表已解，则举温阳补血、散寒通滞之阳和汤，同时外敷阳和解凝膏（《外科正宗》方）为治。盛赞“阳和汤一方与仲师发其痈之旨最合”。如周案，脑疽病初起，查属阴性无表证，兼便五日未行，服上方后，次日项背转动较易，诸症有减，便畅下而渐愈。临床所见，发背脑疽在属性上确有阴有阳，阳证红肿热痛，多有脓头，根盘紧束，认证较易，依证泻火解毒自不待言。而阴证确复不少，以漫肿根盘散在为特征，若一味寒凉，则痈肿难以液化成脓，缠绵迁延难愈，且愈后易复萌。用温通法，使痈腐化脓而毒液外溃畅泻，缩短病程从而治愈彻底。曹颖甫强调按阴疽治疗的举措，在一定程度上对纠正概用寒凉清解的世风有积极的意义。

汗后致虚

若华母，案缺。

生半夏三钱　炙草五钱　当归三钱　陈皮三钱　白术三钱　生黄芪三钱　熟附块五钱　党参四钱　熟地二两　干姜三钱　川芎三钱　炙乳没各三钱　生米仁一两

［**按**］师母体素瘦削，而微有痰饮之疾。数日前，偶感风寒，恶寒，头痛，发热，师疏表剂予之，稍瘥而未了了。再予之，如是者屡。余曾检得其一方，为桂枝三钱、白芍三钱、生草二钱、浮萍三钱、姜三片，盖桂枝汤去大枣加浮萍也。服后，汗出甚多，微恶寒，神疲心痛，叉手自冒，徐按稍瘥，筋肉不舒，有如针刺，皮肤干燥，血脉色转褐，心时悸，头时眩，坐立不稳，自觉摇摇然，脉细小而弱。师母固知医者，因谓师曰：我今虚，法当补。互商之下，乃得上方。师母且曰：倘熟附而不效者，我明日当易生附也。其时方暮，心痛甚剧，筋肉牵掣亦良苦。进初煎，旋得安睡。夜半醒来，痛随大减。次早进次煎，精神大振。皮色较润，而行动渐渐如常矣。

事后，余推测本案之病理药效，其有可得而言者，师母似系血液衰少，痰浊凝聚之体，虽有表证，本不宜发汗过多。论曰：“脉浮紧者，法当身疼痛，宜以汗解之。假令尺中迟者，不可发汗。何以知然，以荣气不足，血少故也。”可以见之。况桂枝汤去大枣加浮萍，其发汗之力较桂枝原汤为尤猛。因大枣本为保存津液者，今反易以伤津液之浮萍故也。以不宜发汗之人，令大发其汗，自有变证。大论曰：“发汗过多，其人叉手自冒心，心下悸，欲得按者，桂枝甘草汤主之。”此盖为无痰饮者言之耳。又曰：“太阳病，发汗，汗出不解，其人仍发热，心下悸，头眩，身瞤动，振振欲擗地者，真武汤主之。”此盖为有痰饮者言之。又曰：“发汗，病不解，反恶寒者，虚故也。芍药甘草附子汤主之。”此盖为虚者言之。

今师母所服之方，虽非桂枝甘草汤，亦非真武汤，又非芍药甘草附子汤，然相去匪远，而周详或且过之，故能效也。由是观之，仲圣教人用麻桂以表邪，固又教人有不宜用麻桂之证，而又教人误用后补救之法。其意也善，其法也备，观本案而益信。读《伤寒论》者，又安可执其一而舍其二哉?

曹颖甫曰：虚人发汗，是谓重虚。重虚之人，必生里寒。血不养筋，故筋脉牵掣。血不充于脉道，故微细。不补气血则筋脉不调，不温水脏则表阳不达。又因其有水气也，加干姜、半夏。因其体痛也，加乳香、没药。因其心悸也，重用炙甘草。因其夹湿也，而加生苡仁。大要随证酌加，初无成方之可据。而初意却在并用术附，使水气得行于皮中。盖救逆之方治，原必视病体为进退也。

【赏析】

案中师母体素瘦削，又微有痰饮，可见属脾虚失运之体。脾虚运化无力，气血生化乏源，水湿不化则有痰饮。兼感受外邪，用桂枝汤解肌祛风、调和营卫尚属合适，但去大枣加浮萍后发汗力较甚，而扶正之力略显不足。故患者服后汗出甚多，微恶寒，神疲，心痛，叉手自冒，徐按稍瘥，为发汗过多损伤心阳，心失所养的表现，正合《伤寒论》64 条"发汗过多，其人叉手自冒心，心下悸，欲得按"所言；筋肉不舒，有如针刺，皮肤干燥，血脉色暗，为血汗同源，营血不足，肌肤失养；心悸，头眩，坐立不稳为血虚挟痰之症。故方用熟附、干姜温里阳，黄芪、党参、白术健脾益气；熟地、当归、川芎、乳没养血活血；半夏、陈皮、苡仁化痰利湿，甘草调和。全方共奏温阳益气养血，健脾燥湿之功，故收良效。方后曹氏论组方机理，可见其临床处方思路，于后学者尤有启发意义。

太阳转阳明其一

姚左，发热，头痛，有汗，恶风，脉浮缓，名曰中风，桂枝汤加浮萍主之。

川桂枝三钱　生白芍三钱　生草钱半　浮萍三钱　生姜三片　大枣三枚

服药后进热粥一碗，汗出后，诸恙可愈。汗出热不除，服后方，热除不必服。

生川军三钱　枳实三钱　厚朴钱半　芒硝二钱，冲　生甘草钱半

［**按**］上列二方乃师初诊时一次疏予者也。他医似无此例，然师则常为之。师曰："我今日疏二方，病者明日可以省往返之劳，节诊金之费，不亦善哉？"虽然，苟我师无先见之明，能预知明日之变证者，其亦安肯若是耶？

浮萍为我师暑天常用之药，多加于桂枝汤中。师每赞其功。

病者姚君持方去后，竟不敢服。质疑于恽铁樵先生之门人某君。某君曰：先解其表，后攻其里，是乃仲圣之大法也，安用疑为？卒从其言。服后汗出，果如方案所记，诸恙悉愈。不意半日许，复热，病者固不知此热却非彼热，姑壮胆服后方，竟便行而热除。三日，悉如常人。

余问曰：桂枝汤之后，有宜继以承气者，有无须继以承气者，其间岂无辨认之点耶？师曰：病者初诊，吾见其苔作黄色而且厚，吾以是用承气也。余曰：诺，举一反三，又岂惟苔黄厚而已？则凡便之不畅或不行者，口渴者，阙上痛者，或素体热盛者，莫非皆承气之预见证乎？予自是亦能效吾师之法，一诊而疏二方矣。

以余临床实验所得，凡服桂枝汤后，桂枝证除而转为阳明轻证，又服承气而病愈不传者，甚多。状此事实，则"一日太阳、二日阳明"八字恰甚贴

切。虽然，此仅就太阳病服药者言，若不服药，恐又非如是矣。余固不谓《内经》之一日至六日相传一说，尽合于事实者也。

曹颖甫曰：予治伤寒学，早于仲师大论中证明七日为一候，一候为一经，二候为再经，六经传遍当在四十二日。然亦有不作再经者，由其肠胃中本不燥实也。若太阳之病初起，阳明先见燥实，则先解其表，后攻其里，即为正治。予昔治赵庭槐之妻，常以一方笺书二方，治愈者不止一二次。又尝治缪桂堂，亦用二方并书一笺，缪不识字，误以二方之药并煎，亦汗出便通而愈。

【赏析】

本案“姚左，发热，头痛，有汗，恶风，脉浮缓，名曰中风，桂枝汤加浮萍主之，……服药后进热粥一碗，汗出后，诸恙可愈，汗出热不除，服后方，热除不必服。生川军三钱、枳实三钱、厚朴钱半 、芒硝二钱冲、生甘草钱半。上列二方乃初诊时一次疏予者。服后汗出，诸恙悉愈。半日许，复热，服后方，竟便行而热除。三日，悉如常人”。本案重点要掌握以下二点，一是知晓汤证的传变规律。如桂枝汤证可以传变为承气汤证，但未必可传变为麻杏甘石汤证；二是要辨认出预见证。如桂枝汤之后，有继以白虎汤证者，有继以承气汤证者，需要综合舌脉辨证分析证候演变的趋势。如大便不畅，口渴，阙上痛，舌苔黄而且厚者，皆承气之预见证。当然，疾病之变，绝无一定成规，有预测之把握者，乃能一笺二方。

太阳转阳明其二

徐柏生，初诊：微觉恶寒，头痛，腰脚酸，左脉甚平，右脉独见浮缓，饮暖水，微有汗，而表热不去，此风邪留于肌腠也。宜桂枝汤加浮萍。

川桂枝三钱　生白芍三钱　生草一钱　浮萍三钱　生姜三片　枣七枚

二诊：汗出身凉，大便不行，宜麻仁丸。

脾约麻仁丸三钱，芒硝泡汤送下。

拙巢注：药后大便行，愈矣。

太阳转阳明其三

俞哲生，初诊：微觉恶寒，头痛，发热，脉浮小紧，宜麻黄汤。

净麻黄三钱　桂枝三钱　生草一钱　光杏仁三钱

二诊：汗出，热除，头痛恶寒止，惟大便三日不行，胸闷恶热，脉浮大，宜承气汤。所谓先解其表，后攻其里也。

生川军三钱，后入　枳实四钱　川朴二钱　芒硝二钱，冲

拙巢注：服药后，下四次，病痊愈。

太阳转阳明其四

王左，初诊：二十四年三月五日。起病于浴后当风，恶寒而咳，一身尽痛，当背尤甚，脉弦，法当先解其表。得汗后，再行攻里。大便七日不行，从缓治。

生麻黄三钱　川桂枝三钱　光杏仁三钱　北细辛二钱　干姜三钱　五味子二钱　生甘草一钱　制半夏三钱　白前四钱

［**按**］本案病者王君平素有疾必就师诊，每诊一二次，疾必良已。这番又来，自谓病重甚，不知能如前速愈否？师笑谓无妨，汗出续诊一次可矣。君欣然告辞。

二诊：三月六日。发汗已，而大便未行，食入口甜，咽肿脘胀，右脉滑大，下之可愈。

生川军三钱　枳实四钱　厚朴一钱　芒硝三钱，冲

［**按**］诊后病者问明日尚须复诊否，察其神清，盖已非昨日病象矣。师笑曰：无须再劳驾矣。后如师言。

学者当知疾病之传变，绝无一定之成规。若我前所谓桂枝汤证一变而为白虎汤证，麻黄汤证一变而为麻杏甘石汤证，葛根汤证一变而为葛根芩连汤证，此皆言其至常者也。若以上太阳转阳明诸案，或由桂枝证传为承气证或麻子仁丸证，或由麻黄汤证或由小青龙汤证传为承气证，又皆不失其常者也。

若其他种种传变，或由葛根汤证传为承气证，或由大青龙汤证传为承气证，又悉在可能之中，何必一一赘列？是故医者但求能辨证用方，初不必虑其病变多端，但求能大胆细心，初不必泥于温热伤寒也。

“邪之着人，如饮酒然。凡人醉酒，脉必洪而数，气高身热，面目俱赤，乃其常也。及言其变，各有不同。有醉后妄言妄动，醒后全然不知者，有虽沉醉而神思终不乱者，醉后应面赤而反刮白者，应委顿而反刚强者，应壮热而反恶寒战栗者，有易醉而易醒者，有难醉而难醒者，有发呼欠及喷嚏者，有头眩眼花及头痛者。因其气血虚实之不同，脏腑禀赋之各异，更兼过饮少饮之别。考其情状，各自不同。至论醉酒一也，及醒，一时诸态如失。”此吴氏又可借饮酒以喻邪之传变无定者也。因其言通俗易晓，故借录之。

【赏析】

上述四案均为伤寒发汗后表证罢，而见阳明燥结。推测患者表证伴有大便不通，或部分化热之征。但根据表里同病，里证不急不重则先表后里的原则，曹氏均用桂枝汤、麻黄汤或小青龙汤加减以先解表，后则根据燥结轻重选用脾约麻仁丸、大承气汤合甘草，或大承气汤治里。但因肺与大肠相表里，肺气宣降复常则腑气得通，故临床上也有汗后而大便自通者，不可认作汗后必用下法。

暑天阳明病

病血热壮盛之人，遇天时酷蒸，往往以多汗而胃中化燥。始则大便不行，继则口燥饮冷。夏令伏阴之体，饮冷太暴，或且转为下利。究之利者自利，胃中燥实依然不去，故仍宜用大承气汤以下之。予子湘人，辛未六月在红十字会治一山东人，亲见之。一剂后，不再来诊，盖已瘥矣。壬申六月，复见此人来诊。诊其脉，洪大而滑疾，已疏大承气汤方治矣。其人曰：去岁之病承先生用大黄而愈，湘人告以亦用大黄，其人欣然持方去，不复来，盖又瘥矣。又江阴街烟纸店主严姓男子，每年七月上旬，大便闭而腹痛，予每用调胃承气汤，无不应手奏效。

［**按**］此又天时之关系于疾病者也，吾人但知其理足矣。至疏方用药，仍当一以脉证为依归，设在盛夏遇真寒之霍乱证，脉伏肢冷，吾知四逆又为必用之方矣。

曹颖甫曰：以上所列二证，不过欲证明至其年月日时复发之理由，而病之变化，要必视其人之本体为断。其人血热过重，则易于化燥；水分过多，则易于化湿。燥热当泻，寒湿当温，诚当如佐景所云矣。

【赏析】

暑邪伤人，因其性炎热、升散，易于伤津耗气，化燥化热。若遇冷饮则易暑邪内闭，壅滞胃肠，与肠中糟粕相合而为燥屎，耗伤胃肠津液又逼迫津液从旁而下，见热结旁流之利。患者必自利清水，色纯青，泻下纯为乌黑臭秽之液，并伴腹痛不减，拒按不大便，脉见沉滑、沉实或沉迟。当治以攻下，轻则宜单用大黄、或调胃承气，重则大承气可斟酌选用。

产后阳明病

同乡姻亲高长顺之女，嫁王鹿萍长子，住西门路，产后六七日，体健能食，无病，忽觉胃纳反佳，食肉甚多。数日后，日晡所觉身热烦躁，中夜略瘥，次日又如是。延恽医诊，断为阴亏阳越。投药五六剂，不效。改请同乡朱医，谓此乃桂枝汤证，如何可用养阴药？即予轻剂桂枝汤，内有桂枝五分、白芍一钱。二十日许，病益剧。长顺之弟长利与余善，乃延余诊。知其产后恶露不多，腹胀，予桃核承气汤，次日稍愈。但仍发热，脉大，乃疑《金匮》有产后大承气汤条，得毋指此证乎？即予之，方用：

生大黄五钱　枳实三钱　芒硝三钱　厚朴二钱

方成，病家不敢服，请示于恽医。恽曰：不可服。病家迟疑，取决于长顺。长顺主与服，并愿负责。服后，当夜不下，次早，方下一次，干燥而黑。午时又来请诊，谓热已退，但觉腹中胀，脉仍洪大，嘱仍服原方。实则依余意，当加重大黄，以病家胆小，姑从轻。次日，大下五六次，得溏薄之黑粪，粪后得水，能起坐，调理而愈。独怪近世医家遇虚羸之体，虽大实之证，不敢竟用攻剂。不知胃实不去，热势日增，及其危笃而始议攻下，惜其见机不早耳！

［**按**］王季寅先生作《产后之宜承气汤者》篇曰："产后虚证固多，实证间亦有之，独怪世医动引丹溪之说，谓产后气血双虚，惟宜大补，虽有他证，均从末治，执此以诊，鲜不贻误。余友王百安君于月前治一郭姓妇人。该妇于双产后，发狂见鬼，多言骂詈，不认亲疏。其嫂曾被其掐颈，几至惊毙。家人因使强有力者罗守之。遂延王君往诊，车至中途，病家喘急汗流奔告曰：病者角弓反张，口吐涎沫，现已垂危，后事均已备妥，特询还可医否？如不可医，毋徒劳先生往返也。王君答以果系实证，不妨背城借一，或可挽回，然未敢必也。及至病所，见病人反张抽搐，痰涎如涌，诊其脉，数而疾，因病者躁动，未得细诊。询以恶露所见多寡，腹中曾否胀痛，二便若何。该家惊吓之余，视病者如虎狼，此等细事全无人知。王君以无确凿佐证，力辞欲去。病家苦求立方，坚不放行。王君默念重阳则狂，经有明文，加以脉象疾数无伦，遍体灼热，神昏流涎，在在均露热征。其角弓反张当系热极成痉。综合以上各点，勉拟下方。

生石膏四钱　知母三钱　寸冬三钱　川连三钱　条芩三钱　阿胶三钱　白薇三钱　生地三钱　半夏三钱　木通三钱　枳壳三钱　生军三钱　粉草一钱　竹叶三钱

一剂，痉愈，躁动略安。复延往诊，病者固拒不令诊脉，询以大便情形，据云水泄挟有燥粪，遂为立大承气汤加桃仁、丹皮，嘱其分三次灌之。如初次服后矢气，便为对证，可将余药服下。次日，病家来云，躁动若失，已能进食，惟仍狂言不寐。遂处下方：川连、炒栀子、条芩、杭芍、阿胶、云苓、茯神、远志、柏子仁、琥珀、丹皮、当归、生地、鸡子黄。

据称服后熟睡竟夜，此后可以无虑。其母因其灌药艰难，拟令静养，不复服药矣。似此病证，若仍以产后多虚，妄用十全八珍，或生化汤加减，岂不促其命期耶?”（录《医界春秋》）按本证初起，似属桃核承气汤证，或竟抵当汤证。仲圣曰：“其人如狂，但少腹急结者，乃可攻之。”又曰：“其人发狂者，以热在下焦，少腹当硬满”是也。此二条，如狂与发狂异，急结与硬满异，是其辨也，迨后角弓反张，当为大承气汤证。仲圣曰：“卧不着席，脚挛急，必齘齿，可与大承气汤”是也。最后，狂言不寐，亦如仲圣所谓“心中烦，不得卧，黄连阿胶汤主之”之证。故用药近似，即可以起死回生。呜呼，此仲圣之所以为万世法也！此证甚剧，亦属产后，引之可与吾师原案互证。

曹颖甫曰：产后宜温之说，举世相传，牢不可破。而生化汤一方，几视为金科玉律，何怪遇大实大热之证，而束手无策也。大凡治一病，必有一病之主药，要当随时酌定，不可有先入之见。甚有同一病证，而壮实虚羸之体不当同治者，此尤不可不慎也。

【赏析】

“产后宜温”观点，为近世医家所牢记，故虽见大实之证，亦多不敢使用攻伐之剂。而曹氏胆大心细，勇破成见，提出“产后虚证虽多，但实证间亦有之，当随证施治”。本案患者产后六七日，体健能食，无病，忽觉胃纳反佳，食肉甚多。数日后，日晡所觉身热烦躁，诸药不效，病益剧。后请曹颖甫出诊，曹氏考虑到此产妇产后恶露不多且腹胀，先予桃核承气汤，次日稍愈，但仍发热，脉大。再予大承气汤，攻其阳明燥结。方成，但病家嫌药峻猛，初不敢服，犹疑再三，服之。服后，次早下一次，干燥而黑，热已退，腹胀，脉仍大。续服原方，次日大下五六次，得溏薄之黑粪，最终得调理而愈。事后，曹氏感慨：“产后宜温之说，举世相传，牢不可破。而生化汤一方，几视为金科玉律，何怪遇大实之证，而束手无策也。大凡治一病，必有一病之主药，要当随时酌定，不可有先入之见。”

阳明大实

陈左，住马浪路，十四岁。

初诊：八月十七日。发热有汗，阙上痛，右髀牵掣，膝外廉痛，时欲呕，大便不行，渴饮，舌苔黄燥，腹满，脉滑，阳明证备，于法当下，宜大承气汤加黄连。

生锦纹军四钱，后入　枳实四钱　中朴钱半　芒硝三钱，冲服　淡吴萸五分　细川连二分

二诊：八月二十日拟方。下后，但见燥矢，阙上仍痛，时欲吐，痰多，是阳明燥气未尽，上膈津液化为痰涎也，宜小半夏加硝黄。

制半夏四钱　生川军二钱，后入　芒硝钱半，冲　生姜五片

[**按**] 若仍用大承气汤加重厚朴，似亦甚佳，因厚朴并能去上湿也。

三诊：八月二十二日。进小半夏合承气，下后，热除，痛止，知饥。经食煮红枣六枚，顿觉烦闷，夜中谵语不休，甚至昏晕。此特下后肠中燥热上熏脑部，而又发于下后，要为无根毒热，不足为患。夜不能寐，当用酸枣仁汤加减。

酸枣仁五钱　辰砂五分　潞党参三钱　知母三钱　天花粉一两　生姜三片　红枣三枚

[**按**] 本汤之用，似不得当，盖此时热势方稍稍受折，转瞬当复炽。观其仅服红枣六枚，即转为谵语昏晕，不可终日，可以知矣。酸枣仁汤功能安和神经，使人入睡，为病后调理之良方，而不宜于此热势嚣张之时，故服后少效，宜其然也。或者当时病家见两服硝黄，遂惧病者虚脱，故乃恳师用此似较平稳之方欤？

四诊：八月二十三日拟方。阳明之热未清，故尚多谵语，阙上痛，渴饮，宜白虎汤加味。

生石膏八钱　知母四钱　生甘草二钱　天花粉一两　洋参片五钱　滑石六钱　粳米一撮　牡蛎二两，生，打，先煎

五诊：八月二十四日。服人参白虎汤加味，渴饮、阙上痛定，夜无谵语，今尚微渴，饮粥汤便止，仍宜前法。

生石膏一两　知母三钱　生草三钱　天花粉一两　北沙参八钱　潞党参

五钱　块滑石一两　左牡蛎二两，先煎

拙巢注：此证不大便二十余日，始来就诊，两次攻下，燥热依然未尽。予所治阳明证未有若此之重者，自十七日至今，前后凡八日，方凡五易，始得出险。此与三角街吴姓妇相似，盖郁热多日，胃中津液久已告竭也。

曹颖甫曰：此证下后，湿痰未去。二诊悬拟方，因病家来告贫苦，减去厚朴，以致湿热留于上膈。三诊，但治不寐，未尝顾及阳明实证。下后胃热未除，以致病根不拔，诚如佐景所言。盖胃不和，固寐不安也。附志于后，以志吾过，而警将来。曾记八年以前，同乡周巨臣介绍一汪姓病人，初诊用生大黄四钱、厚朴二钱、枳实四钱、芒硝三钱，其人病喘不得眠，壮热多汗，脉大而滑，下后稍稍安眠，而时吐黄浊之痰，予用承气汤去大黄加皂荚末一钱，二剂而愈，与此证相似，并附存之。

【赏析】

患者不大便、腹满二十余日，又见发热有汗，渴饮，苔黄燥，为阳明里热结实，腑气不通之证，正符合《伤寒论》253条："阳明病，发热汗多者，急下之，宜大承气汤"之意。其阙上痛，右髀（即大腿）牵掣，膝外廉痛，为阳明经脉不利，因足阳明胃经"起于鼻之交頞中……以下髀关，抵伏兔"。故用大承气汤急下。因有欲呕，故加左金（黄连、吴茱萸）清热和胃。二诊肠中燥热未尽，挟湿痰，故治以攻下兼化痰，方用硝黄加小半夏。四诊、五诊下后见余热未清，渴饮谵语，为阳明热盛伤津，故以白虎汤清热，天花粉、洋参或沙参、党参益气生津，牡蛎、滑石清热化痰软坚。方后曹氏自注中对三诊未能考虑周全，在余邪未清时用安神补益药而不效的过失，予以记录、剖析和反思，反映了曹氏实事求是，不文过饰非的严谨态度，亦值得后辈医者学习。

阳明战汗

陆左，初诊：三月二十二日。阳明病，十日不大便，恶气冲脑，则阙上痛，脑气昏，则夜中谵语，阳明燥气熏灼，则右髀牵掣，膝屈而不伸，右手亦拘挛，夜不安寐，当急下之，宜大承气汤。

生川军四钱，后入　枳实三钱　中朴一钱　芒硝三钱，冲服

拙巢注：此证服药后，夜中大下二次，稍稍安睡。二诊三诊用白虎汤为主，以其右手足不伸，而加芍药，以其渴饮，而加天花粉。三诊后，闻延张衡山两次，又以无效中止。三十日后，闻其恶热甚，家人饮以雪水，颇安适，此即“病人欲饮水者，少少与之，即愈”之证也。予为之拟方用生石膏二两、知母五钱、生甘草三钱、西洋参一钱，和米一撮。煎汤服后，病者甚觉清醒。四月一日服二煎，至午后，病者忽然寒战，闭目若死，既而壮热汗出，此当在《伤寒论》战而汗出之例，非恶候也。

续诊，四月六日拟方。此证自三月二十二日用大承气汤下后，两服凉营清胃之剂，不效。其家即延张衡山二次，不效中止。后于三十日闻其恶热渴饮，用白虎加人参汤，至一日战而汗出，意其愈矣。至四日，病家谓其右手足不伸，而酸痛，为之拟方用芍药甘草汤加味（赤白芍各一两，炙甘草五钱，炙乳没各三钱，丝瓜络三钱），手足乃伸。今日病家来云能食，但欲大便不得，小便赤，更为之拟方如下：

生川军一钱五分　芒硝一钱，冲　生甘草二钱

拙巢注：下后诸恙悉愈，胃纳大畅。

[**按**] 战而汗出，是为战汗。若本案之战汗，是阳明之战汗也。大论曰：“凡柴胡汤病证，而柴胡证不罢者，复与柴胡汤，必蒸蒸而振，却复发热汗出而解。”是少阳之战汗也。又曰：“太阳病未解，脉阴阳俱停，必先振栗，汗出而解。”是太阳之战汗也。粗观之，似三阳皆有战汗。试问病人何以欲汗？曰：假此以逐邪耳。设其人正气充实，受邪不重，又得药力以助之，则濈然汗出，了无烦苦。设不假药力之助，但凭正气与邪相搏，则其人略有烦苦矣。故大论曰：“欲自解者，必当先烦，乃有汗而解。”设其人正气虚弱，邪气充实，即使得药力之助，亦必须战战兢兢，努力挣扎，方能得汗，而其外表不仅为烦，甚当为战矣。故大论又曰：“问曰：病有战而汗出，因得解者，何

也？答曰：脉浮而紧，按之反芤，此为本虚，故当战而汗出也。其人本虚，是以发战，以脉浮，故当汗出而解，若脉浮而数，按之不芤，此人本不虚，若欲自解，但汗出耳，不发战也。”本条词句重叠，不类仲圣口吻，然而说理至精，可以奉信。抑余尤有说焉，伸之如下：

凡汗出而愈，属于太阳病居多，属于少阳病次之，属于阳明病者鲜。夫太阳之战汗，原不足以为异。少阳病服柴胡汤已，其濈然或战而汗出解者，或亦有太阳之邪错杂于其间也。至本案阳明病之战汗，亦无非旧日太阳或少阳之宿邪，寄于肌表三焦，医者不能善为汗解，及其病已转为阳明，则液灼不能化汗，医更无暇及之。及其后，阳明病愈，阴液少复，病者自己之正气欲除久伏之宿邪，故不得已出于一战耳。由是观之，谓本案曰阳明之战汗者，特就其近病而言之耳，犹非至通之论也。

战汗者，破釜沉舟，背城借一之谓也。战而胜，则生。不胜，则死。一战不决，则再三战，以求其果。盖久病之后，正气不堪病魔之缠扰，故宁与一决雌雄，以判胜负。是故战汗乃生死之枢机，阴阳所从分，医者病家，当共深晓，爰录三则，以为参考。

《伤寒证治明条》云：“凡伤寒疫病战汗者，病人忽身寒鼓颔战栗，急与姜米汤热饮，以助其阳。须臾战定，当发热汗出而解。或有病人恶热，尽去衣被，逆闭其汗，不得出者，当以生姜、豆豉、紫苏等发之。有正气虚不能胜邪，作战而无汗者，此为难治。若过半日或至夜而有汗，又为愈也。如仍无汗，而神昏脉渐脱者，急以人参、姜、枣煎汤以救之。又有老人虚人，发战而汗不行，随即昏闷，不知人事，此正气脱而不复苏矣。”又云：“余见疫病有五六次战汗者，不为害也。盖为邪气深，不得发透故耳。又有二三次复举者，亦当二三次作战，汗出而愈。”

《医林绳墨》云：“应汗而脉虚弱者，汗出必难。战不得汗，不可强助，无汗即死。当战不得用药，用药有祸无功，要助其汗，多用姜汤。”

《温疫论》云：“应下失下，气消血耗，即下亦作战汗。但战而不汗者危，以中气亏微，但能降陷，不能升发也。次日，当期复战，厥回汗出者生，厥不回、汗不出者死，以正气脱，不胜其邪也。战而厥回无汗者，真阳尚在，表气枯涸也，可使渐愈。凡战而不复，忽痉者必死。痉者身如尸，牙关紧，目上视。凡战不可扰动，但可温覆，扰动则战而中止，次日当期复战。”又云：“狂汗者伏邪中溃，欲作汗解，因其人禀赋充盛，阳气冲击，不能顿开，故忽然坐卧不安，且狂且躁，少顷大汗淋漓，狂躁顿止，脉静身凉，霍然而愈。”

《温疫论》又云：“温疫得下证，日久失下，逐日下利纯臭水，昼夜十数行，乃致口燥唇干，舌裂如断。医者按仲景协热下利治法，与葛根黄连黄芩汤，服之转剧。余诊视，乃热结旁流，急与大承气汤一服，去宿粪甚多，色如败酱，状如黏胶，臭恶异常。是晚利止，次日服清燥汤一剂，脉尚沉，再下之，脉始浮。下证减去，肌表尚存微热。此应汗解，虽不得汗，然里邪先尽，中气和平，所以饮食渐进。半月后，忽作战汗，表邪方解。盖缘下利日久，表里枯燥之极，饮食半月，津液渐回，方能得汗，所谓积流而渠自通也。可见脉浮身热，非汗不解，血燥津枯，非液不汗。昔人以夺血无汗，今以夺液亦无汗。血液虽殊，枯燥则一，则知温疫非药可得汗者矣。”本节上半可作自利清水大承气证之补注，下半可作余说“战汗多属太阳病”之别解。

曹颖甫曰：战汗多属太阳，为前人所未发，盖太阳有寒水，他经不当有寒水也。凡战汗而愈之病，皆由太阳失表所致。在少阳一经，犹曰手少阳三焦为寒水下行之经隧。而阳明已经化燥，则断断不应有此。而卒见此证者，或由其人水分太多，上膈水气犹在，肠胃已经化燥，水气被蒸，化为湿热，与燥矢相持而不动，燥矢一去，湿热不能独留，乃战汗而外出，数十年来偶然一见，要未可据为成例也。

[**又按**] 以上吾师各案，皆为依法治之而得生者，所谓验案是也。然而验案之书多矣，掩不善而著善，何足贵者？吾今特选吾师治而不验之案，详述于后，以存真迹，而昭大信。考其不治之由，或因病情之过重，或因证方之未合，或因药量之嫌轻，或因人事之未尽。拙按内悉旁征博引，细为推求，间有越仲圣之大范者，不计也。总冀阅者获此，庶了若观火，洞垣一方，以

后即遇此种疑难险证，亦能治之而验。夫如是则今兹不验之案，尤远胜于吾前此之验案也欤?

【赏析】

患者不大便十日，头昏，夜则谵语，不安寐，为燥热结实，腑气不通，浊热上扰之象；里热伤津，经脉失养，则见右髀牵掣，膝屈，手拘挛，故用大承气汤峻下热结，急下存阴。下后里热未清，治以白虎加人参汤辛寒清热，益气生津，扶正祛邪。至午后患者忽发寒战，既而高热汗出而解，因服药后正气得药力资助，奋起祛邪，而午后为阳明经旺之时，正邪斗争更剧，故见战汗现象。邪热解除后，仍见右手足不伸而酸痛，为阴伤失于濡养，筋脉不利，故以芍药甘草酸甘化阴，缓急止痛；乳没、丝瓜络通络活血。案后注解引用多位医家关于" 战汗“的论述，并总结为" 战汗多属太阳”，是曹氏临证经验。临床上的确战汗多见外感病过程中，尤其表证、半表半里证较多，但也不可一概而论。另外，前贤医家关于战汗时勿于扰动；战而不汗，或见正脱者，可急以参、姜、枣煎汤救之等经验，值得参考借鉴，并可与叶天士《温热论》第 6 条关于战汗的内容：“解后胃气空虚，当肤冷一昼夜，待气还自温暖如常矣。盖战汗而解，邪退正虚，阳从汗泄，故渐肤冷，未必即成脱证。此时宜令病者安舒静卧，以养阳气来复，旁人切勿惊惶，频频呼唤，扰其元神，使其烦躁，但诊其脉，若虚软和缓，虽倦卧不语，汗出肤冷，却非脱证；若脉急疾，躁扰不卧，肤冷汗出，便为气脱之证矣。更有邪盛正虚，不能一战而解，停一二日再战汗而愈者，不可不知”相参。

阳明呕多

陆左，八月二十九日，住大兴街。伤寒八九日，哕而腹满，渴饮，小便多，不恶寒，脉急数，此即仲师所谓“知其何部不利，利之而愈”之证也。

生锦纹军三钱，后入　生甘草二钱　枳实二钱　芒硝二钱，冲服

拙巢注：此证下后，呃不止，二日死。

［按］大论曰："伤寒呕多，虽有阳明证，不可攻之。"按呕多与呕异，凡呕多不止者，其胃功能必衰逆，更加硝黄苦寒以伤其气，是为误治。法当先治其呕为是。吾师《伤寒发微》注本条云："盖即《金匮》病人'欲吐者，不可下之'之说也。胃中郁热上泛，湿痰壅于上膈，便当用瓜蒂散以吐之。胃中虚气上逆，而胸满者，则吴茱萸汤以降之。否则，无论何药入咽即吐，虽欲攻之，乌得而攻之。故必先杀其上逆之势，然后可行攻下。予每遇此证，或先用一味吴萸汤。间亦有肝胆郁热，而用萸连汤者。呕吐既止，然后以大承气汤继之，阳明实热乃得一下而尽。须知'有阳明证'四字，即隐示人以可攻。若不于无字处求之，但狃于胃气之虚，视芒硝大黄如蛇蝎，真瞌睡汉耳。"薛生白先贤曰："湿热证，呕恶不止，昼夜不瘥欲死者，宜用川连三四分、苏叶二三分，两味煎汤呷下，即止。"可以互参。

曹颖甫曰：于昔治肉庄范阿良妇十五日不大便，终日呕吐，渴而饮水，吐尤甚。予诊其脉洪大而实，用大承气汤，生军三钱、枳实三钱、川朴二钱、芒硝三钱。以其不能进药也，先用吴萸三钱，令其煎好先服，一剂愈。后治菜市街福兴祥衣庄男子，大热，脉实，大便七日不行，亦以其茶水入口即吐也，先用姜汁半夏三钱、吴萸一钱、川连三分，令其先行煎服，然后用大黄三钱、枳实四钱、厚朴一钱、芒硝三钱，亦以一剂愈。盖见呕吐者易治，见哕逆者难治，世有能治此者，吾当北面事之。

【赏析】

此案重点辨析误治之症。本案因症见阳明腑实证兼胃气衰之呕吐，而用承气汤，致患者因胃气败绝而亡。姜佐景云：治此类病证，当先治其呕，视其寒热而随症施治。若因胃热所致者，以瓜蒂散吐之；因胃虚气逆者，可用吴茱萸汤以降之。俟呕止，方用承气类攻其实热。曹颖甫并在此案下附以治呕经验："呕吐者易治，哕逆者难治。"

阳明津竭

甘右，初诊：四月八日。阳明病，十四日不大便，阙上痛，谵语，手足濈然汗出，脉滑大，宜大承气汤。

生川军五钱，后入　枳实四钱　川朴钱半　芒硝三钱，冲服

二诊：四月九日。下经三次，黑而燥，谵语如故，脉大汗出，前方加石膏、知母。

石膏一两　知母五钱

加入前方中。

［**按**］张氏锡纯曰：“愚临证实验以来，知阳明病既当下，其脉迟者固可下，即其脉不迟而又不数者，亦可下。惟脉数及六至，则不可下，即强下之，病必不解，或病更加剧。而愚对于此等病，则有变通之下法，即用白虎加人参汤，将石膏不煎入汤中，而以所煎之汤将石膏送服者是也。愚因屡次用此方奏效，遂名之为白虎承气汤。方为生石膏八钱（捣细）、大潞党参三钱、知母八钱、甘草二钱、粳米二钱。药共五味，将后四味煎汤一盅半，分二次将生石膏细末用温药汤送下。服初次药后，迟两点钟，若腹中不见动作，再服第二次，若腹中已见动作，再迟点半钟，大便已下者，停服。若仍未下者，再将第二次药服下。至若其脉虽数而洪滑有力者，用此方时，亦可不加党参。愚从来遇寒温证之当下，而脉象数者，恒投以大剂白虎汤，或白虎加人参汤，其大便亦可通下。然生石膏必须用至四五两，煎一大碗，分数次温服，大便始可通下。间有服数剂后，大便仍不通下者，其人亦恒脉静身凉，少用玄明粉二三钱，和蜜冲服，大便即可通下。然终不若白虎承气用之较便也。按生石膏若服其研细之末，其退热之力一钱抵煎汤者半两，若以之通大便，一钱可抵煎汤者一两。是以方中止用生石膏八钱，而又慎重用之，必分二次服下也。寒温阳明病，其热甚盛者，投以大剂白虎汤，其热稍退。翌日，恒病仍如故。如此反复数次，病家终疑药不对证，而转延他医，因致病不起者多矣。愚复拟得此方，初次用大剂白虎汤不效，二次即将生石膏细末送服。其汤中用五六两者，送服其末不过两余，或至二两，其热即可全消矣。张氏谓脉迟可下，脉数难下，吾师则谓下后脉和者安，脉转洪数者危，其理正有可通之处。要皆经验之谈，不可忽视者也，张氏谓生石膏研细末送服，一钱可抵煎

汤者一两，信然。余则谓生石膏研细煎服，一钱亦可抵成块煎服者三钱。大论原文本谓打碎绵裹，可以知之。若夫熟石膏有凝固痰湿之弊，切不可用。张氏为此，曾大声疾呼以告国人，诚仁者之言也。

三诊：四月十日。两次大下，热势渐平，惟下后津液大伤，应用白虎加人参汤，无如病家贫苦，姑从生津著意。

生石膏五钱　知母三钱　生草二钱　天花粉一两　北沙参一两　元参三钱　粳米一撮，先煎

拙巢注：此证当两次下后，脉仍洪大，舌干不润，竟以津液枯竭而死，可悲也。

［按］张氏又曰："愚用白虎加人参汤，或以玄参代知母（产后寒温证用之），或以芍药代知母（寒温兼下利者用之），或以生地黄代知母（寒温兼阴虚者用之），或以生山药代粳米（产后寒温证用之，寒温热实、下焦气化不固者用之），或于原方中加生地黄、玄参、花粉诸药，以滋阴生津，加鲜茅根、鲜芦根、生麦芽诸药，以宣通气化。凡人外感之热炽盛，真阴反复亏损，此乃极危险之证。此时若但用生地、玄参、沙参诸药以滋阴，不能奏效，即将此等药加于白虎汤中，亦不能奏效。惟石膏与人参并用，独能于邪热炽盛之时立复真阴，此仲师制方之妙实有挽回造化之权也。"观本案以病家贫苦，无力用人参，卒致不起，可证张氏之言为不虚。

津竭而反当下之证，固不可冒然用大承气，除张氏之白虎承气汤法外，尚有麻子仁丸法，惟麻仁如不重用，依然无效。又有猪胆汁导法，取其苦寒软坚，自下及上，亦每有效。若节庵陶氏黄龙汤法，即大承气汤加人参、地黄、当归，正邪兼顾，屡建奇功。降至承气养营汤，即小承气汤加知母、当归、芍药、地黄，效相仿佛。又闻有名医仿白虎加人参之例，独加人参一味于大承气汤中，预防其下后之脱，亦是妙策。至吴鞠通之增液承气汤，其功原在承气，而不在增液。若其单独增液汤仅可作病后调理之方，决不可倚为病时主要之剂。故《温病条辨·中焦篇》十一条"增液汤主之"句下，复曰："服增液汤已，周十二时观之，若大便不下者，合调胃承气汤微和之。"盖彼亦知通幽

荡积，非增液汤所能也。

【赏析】

在本案中，因患者有阳明腑实证，又手足濈然汗出十余日，经用承气汤，下后即现津液枯竭。因病家贫困，而以沙参易人参滋阴，患者竟以舌干不润、脉洪大津枯而亡。通过分析指出："若病已久汗伤阴明显，不可再以承气汤泻下伤阴，当采用张锡纯白虎承气汤法，或用仲景猪胆导法，亦可加人参于大承气方中，攻补兼施，防其下后正脱。"同时以此为例说明若求生津，当以人参为佳。

阳明鼻衄

陈右，住九亩地，年二十九岁。

初诊：四月十七日。十八日不大便，腹胀痛，脉洪大，右足屈而不伸，壮热，证属阳明，予调胃承气汤。

生川军三钱　生甘草钱半　芒硝二钱

二诊：四月十八日。昨进调胃承气汤，下经四次，阳明之热上冲脑部，遂出鼻衄，渴饮，脉仍洪数，法当清热。

鲜芦根一两　天花粉一两　地骨皮三钱　鲜生地六钱　生石膏五钱　肥知母三钱　玉竹三钱　生草二钱　元参三钱

拙巢注：此证卒以不起，大约以下后脉大，阳气外张。与前所治之甘姓相似，盖阴从下竭，阳从上脱，未有不死者也。

［按］本证至于鼻衄，似宜犀角地黄汤，即小品芍药地黄汤。汤中犀角能降低血压，除血中之热；丹皮能调剂血运，去血中之瘀；生地内有铁质，足资生血之源；芍药中含酸素，善令静脉回流。四物皆为血药，诚治血热之良方也。本证未下之先，热结肠中一处，既下之后，热散周身血脉，亦有不经攻下而然者。血热既臻极点，乃从脆弱之处溢射，或从鼻出，或从口出，或从溺出，或从便出，其形虽异，其治则一。《千金》曰："犀角地黄汤治伤寒

及温病，应发汗而不汗之，内蓄血者，及鼻衄吐血不尽，内余瘀血，面黄，大便黑，消瘀血。”可以证之。《温病条辨》曰：“太阴温病，血从上溢者，犀角地黄汤合银翘散治之。”又曰：“时欲漱口，不欲咽，大便黑而易者，有瘀血也，犀角地黄汤主之。”悉不出《千金》范围。细审本汤或系仲圣之方，而《伤寒》《金匮》所遗落者。不然，则本方殊足以补二书之未备，弥足珍也！《千金》《外台》诸方以犀角为主药者甚多，悉可覆按。后人以此加神灵之品，如羚羊、牛黄，增香窜之物，如安息麝香，添重镇之药，如金银朱砂，扩而充之，乃成紫雪、至宝之属，善自施用，原不失为良方。惜乎俗医信之过专，用之过滥，一遇神昏谵语，动谓邪迷心包，不问其是否承气之证，悉假之作孤注一掷。及其不效，则病家无怨词，医家无悔意，至足悯也！至犀角早用，亦多弊端，故太炎章氏有言曰：“有以为温病药总宜凉，每令早服犀角，而反致神昏谵语者比比。观仲景方未有用犀角者，《本草》谓犀角解毒，《千金》《外台》方中多以犀角止血，故凡大吐衄、大崩下，或便血等，多以犀角治之，盖犀角有收缩血管之功用也。阳明病原自有汗，今反以犀角收之，于是将邪逼入肠胃，神昏谵语，自然起矣。人每不明此理，以为神昏谵语，终是邪入包络，因此犀角之误治，终不了然。惟陆九芝为能知之耳。由是以观，河间已逊仲景，叶、吴辈更不如河间远矣。”盖亦有感而发。然而陆氏《犀角膏黄辨》最后之结论曰：“病岂必无膏黄之不能愈，而待愈于犀角者哉？然必在用过膏黄之后，必不在未用膏黄之前，盖亦有可决者。”方是持平之论也。

至犀角与羚羊角之功用，大同小异之处，亦当求其几微之辨。吴兄凝轩与余共研此事，得结论曰：“犀角能降低血压，其主在血液；羚羊角能凉和神经，其主在神经。依旧说，血液为心所主，故曰犀角为心经药。神经为肝所属，故曰羚羊角为肝经药。然而血热者，神经每受灼，神经受灼者其血必更热，二者常互为因果，故二药常相须而用。同中之异，如此而已。”

[又按] 以上各节，皆为医理之探讨。夫阳明无死证，在理论固是，然而阳明病之不起，又有属于人事之未尽者。试言一点，以为证明。余谓凡属险

证，类皆变化多端，忽而神昏谵语，忽而撮空摸床，忽而寒战若死，忽而汗出几脱，忽而热化，忽而寒化。犹如夏令酷蒸，仰观则万里无云，俯视则流金烁石，忽而油云密布，沛然下雨，其变之倏也，乃间不容发。故治若此之病，理当医者不离病人，一医之不足恃，会数医而共图之，随脉证之传变，作迅捷之处置，以是赴之，庶或有济。然而通常病家力不能办此，一诊之后，须待来日，不知其间变化已多，即其获救之机会失去者亦多。举例以明之，有用大承气下后，即当用参芪归芍以救其虚者。然而病家不知，徒事惊惶，乱其所措，而病者撒手矣。

【赏析】

在本案中，因见阳明腑实证而以调胃承气汤和之，患者旋即鼻衄，虽经清热生津之品补救，然阴已竭于下，阳已脱于上，故亡。此证既见有阳明大实大热症状表现，又见鼻衄，属热入血分，曹颖甫认为当以犀角地黄汤为宜，此治法当延伸了仲景伤寒之治法，拓展了论中温病的治疗范畴，用方实补仲景之未备，体现了中医学术的发展重点。曹颖甫有感于上述误治案云："故治若此之病，理当医者不离病人，一医之不足以恃，会数医而共图之，随脉证之传变，作迅捷之处置，方可挽救于万一。"

附录

曹颖甫小传

曹颖甫，近代著名的爱国中医大师，中医教育家，仲景学说近代理论家和汉文学学者。著有《伤寒发微》《金匮发微》《经方实验录》等。他的著作是研究仲景学说的珍贵资料，对中医学事业的发展起着重要的推动作用。其学生中有诸如章次公、秦伯未、姜佐景、程门雪、任应秋、王一仁、丁济万、许半龙、杨志一等，均是中医界的栋梁之材。

曹颖甫，名家达，又字尹孚，号鹏南，晚署拙巢子、拙巢老人。1868 年 2 月 21 日（农历正月二十八）出生（资料来自馓墩曹氏第 20 世曹枫所藏家谱第 7 册第 265 页），江苏省江阴市澄江镇司马街人，祖籍江阴市周庄镇，为江阴馓墩曹氏第 18 世。

曹颖甫本为朗轩公（鉴彝）之子，曹氏宗祠中“曹家达传略”中写到曹颖甫为“朗轩公（鉴彝）长子”，但秉生公（铭彝）无子，按习俗，兄无子应以弟之长男为嗣，故曹颖甫自幼即由秉生公（铭彝）抚育。曹颖甫出生于书香门第，其伯祖父曹毓瑛为清朝大臣，曾被慈禧太后赐予匾额“�硕廉隅”。至今，曹颖甫故居中仍然可见“硬硕廉隅”字样，可见曹颖甫后来刚正不阿的性格也与伯祖父的潜在影响分不开。其养父秉生公“深通中医，家人患疾，从不延医，自家处方服药，无不霍然病痊”。他从小耳濡目染，对中医心向往之，少年时就喜读医书，其父见了便勉励道：“读书之暇，倘得略通医理，是亦济世之一术也！”

曹颖甫很小就受父辈影响，刚成年之时即喜读医籍，酷爱古文，工文学，明医理，善词画，尤擅画梅。1895 年，入读于南菁书院，亲炙黄以周先生，汉学诗文功力日进，深受师友赞许。在读书期间，曹氏擅长词章，于研求经训之外，肆力于诗文；其为文，初学桐城，更上溯震川庐陵以达晋魏。其诗尤超绝有奇气，不为古人所囿，别树一帜，同学称之为“诗文大家”。其为人笃厚淳谨，秉性耿直，同学亦称之为“曹戆”。1901 年补行科试，其负笈赶考京师，清光绪二十八年（1902 年）中举，检选知县。中年不幸丧偶。1905 年，科举制度废除，曹氏绝意仕途，蓄须留辫，深居简出，除了寄情于书画、诗文之外，还研究中医张仲景学说，埋头著作。1915 年，曹颖甫结识了武进孟河的巢梧仲，被聘为西席，为其子传授学业。1919 年末，曹颖甫来到上海，由于他受“不为良相，便为良医”的思想指导，悬壶沪上，为人治病不计酬报，对贫病者免费给药，甚至将患者接至家中护理治疗。他在医治伤寒方面有独到之处，即吃准病因，重量投药；善用麻黄、桂枝，患者均能迅速康复，故在沪上有“曹一帖”之称。他注重医德，一心服务病家，经常到慈善单位义诊。后来受沪上名中医丁甘仁之聘，任上海中医专门学校教席，并在慈善医药机构同仁辅元堂施诊。1927 年后，他还担任上海中国医学院和上海新华艺术学院的教授。

曹颖甫一生酷爱画梅，他的性格高傲，如同他画的梅花一样，清奇坚挺，笑傲霜雪。他通过诗词歌赋，讥讽权贵、悲叹国事，自名“老戆”“拙巢”，与至友同年邑名士自名“亦愚”的吴增甲，一戆一愚，实为大智，当时在文人中引为美谈。在文学上，著有古文骈文、《梅花集》、《气听斋骈文零拾》、《评注诸子精华录》、《汉乐府评注》等，还有《丁甘仁作古纪念录》。

1937 年上海“八·一三”事变，日寇入侵，全民抗战，淞沪战事爆发。曹颖甫由沪回澄，但其全家未下乡避难。不久，日军入侵，江阴城沦陷。12 月 4 日，一名妇女由后门逃进颖甫公所居后宅。日军猛追进来，颖甫公正在厢房修改诗稿，闻声柱杖而出，阻拦日兵并大声呵斥。日兵大怒之下抽下腰间刺刀，向颖甫公腹部猛刺一刀后扬长离去。曹颖甫被日寇刀刺后，肠子已流出体外，仍大骂不止。家人急忙将他抬进卧室。当时城中尸横遍地，无处可延医抢救，三天后气绝身亡。过三天才由曹湘人（曹颖甫之子）请人从邻居家抬来一口寿材，草草入殓。棺木停放后园空地，日寇怀疑棺有藏匿，几次揭开检查，翻尸多次，到第二年四月才请人抬至东外香山薛家湾祖茔安葬。

关于曹颖甫的去世时间，文字资料记载不尽相同，但根据曹颖甫50周年纪念册、江阴被日军侵略时间（1937年11月底）和曹颖甫后人曹枫所藏家谱考证，应该为1937年12月7日（十一月初五），终年七十岁。

曹颖甫生平年表

1868年，出生于江苏江阴。

1879年，12岁，读张隐庵的医著《伤寒论集注》。

1880年，13岁，研习《伤寒论·阳明病篇》，以大承气汤治愈邻居老妇腹胀拒按而脉实之病证。

1883年，16岁，其父病洞泄寒中，经赵云泉先生以大剂附子理中剂治愈，而对仲景方深信不疑。

1892年，25岁，赴试金陵途中卧病，经陈葆厚先生用桂枝白虎汤一服而愈，而益信经方。后治举子业，房师嘉定秦芍舲先生明医理；南菁书院山长黄以周是著名的汉学大师兼精医学。

1895年，28岁，入江阴南菁书院研求经训之学。

1902年，35岁，中为举人。

1904年，37岁，诏罢科举，即绝意仕途，征选知县不应。慨然兴救世之志，致力于医学济世活人。

1911年，44岁，辛亥革命时，以巾裹发不肯去辫。

1915年，48岁，袁世凯称帝时，曾诘难江阴士绅列名之劝进。应武进孟河巢梧仲邀请，被聘为西席。

1919年，52岁，辞去巢府西席后，在上海市南市区小西门江阴街挂牌行医。

1920年，53岁，与丁甘仁结识，受丁甘仁之邀任教于上海中医专门学校，主讲国文及《伤寒论》和《金匮要略》课程，不久担任教务主任。教学之余，在慈善团体广益善堂、同仁辅元堂坐诊。

1925年，58岁，《曹颖甫先生医案》由苏州国医书社出版。

1926年，59岁，丁甘仁先生逝世，曹颖甫著《丁甘仁作古纪念录》。

1927年，60岁，辞去上海中医专门学校教务长一职，从此专志著书。

1928年，61岁，《金匮发微》成书。

1930年，63岁，《伤寒发微》成书。

1931年，64岁，《伤寒发微》由上海昌明医学社出版。

1936年，69岁，《金匮发微》由上海医学书局出版；《经方实验录》成书。

1920~1936年，曹氏任教于上海中医专门学校、上海中国医学院、上海中医学院等多所中医院校，同时写诗作画，著述有《梅花诗集》《气听斋骈文零拾》《评注诸子精华录》《汉乐府评注》等诗文集。

1937年，70岁，《经方实验录》由上海千顷堂书局出版。上海“八·一三”事变后，曹氏由沪回澄。12月4日，曹氏因阻拦日军对一名逃进其家的妇女施暴，痛斥贼兵，被日军刺中腹部，三天后（12月7日）去世，终年七十岁。

参考文献

[1] 曹枫．一代名医千古流芳——纪念伯祖父曹颖甫殉难六十周年［A］中医药研究与临床（江苏省名中医学术经验交流暨曹颖甫逝世60周年纪念大会论文选编）．北京：中医古籍出版社，1997：145.

[2] 中国中医药学会学术部．中医药研究与临床［M］．北京：中医古籍出版社，1997：145.

[3] 曹颖甫．经方实验录［M］．上海：上海科技出版社，1979：原序．

[4] 曹颖甫（著），顾瑞生（校点）．曹氏伤寒金匮发微合刊（蒋维乔．曹颖甫先生传）［M］．上海：上海科学技术出版社，1990.

[5] 张丽君，李君，丁侃．曹颖甫生平简介及年表．中国医药导报，2011，8(1)：3，5.